河南中医药大学第一附属医院
全国名老中医药专家传承工作室建设项目成果

当代名老中医临证精粹丛书·第一辑

总主编　朱明军

# 胡玉荃论治妇科病

主编　郭　淼　刘蔚霞　翟凤霞

全国百佳图书出版单位
中国中医药出版社
·北　京·

**图书在版编目（CIP）数据**

胡玉荃论治妇科病 / 郭淼，刘蔚霞，翟凤霞主编．—北京：中国中医药出版社，2021.11

（当代名老中医临证精粹丛书．第一辑）

ISBN 978-7-5132-7266-7

Ⅰ．①胡…　Ⅱ．①郭…②刘…③翟…　Ⅲ．①中医妇科学—中医临床—经验—中国—现代　Ⅳ．① R271.1

中国版本图书馆 CIP 数据核字（2021）第 215503 号

---

**中国中医药出版社出版**

北京经济技术开发区科创十三街 31 号院二区 8 号楼

邮政编码　100176

传真　010-64405721

河北省武强县画业有限责任公司印刷

各地新华书店经销

开本 880×1230　1/32　印张 5.5　彩插 0.5　字数 121 千字

2021 年 11 月第 1 版　2021 年 11 月第 1 次印刷

书号　ISBN 978－7－5132－7266－7

定价　49.00 元

网址　www.cptcm.com

**服务热线　010-64405510**

**购书热线　010-89535836**

**维权打假　010-64405753**

**微信服务号　zgzyycbs**

**微商城网址　https://kdt.im/LIdUGr**

**官方微博　http://e.weibo.com/cptcm**

**天猫旗舰店网址　https://zgzyycbs.tmall.com**

如有印装质量问题请与本社出版部联系（010-64405510）

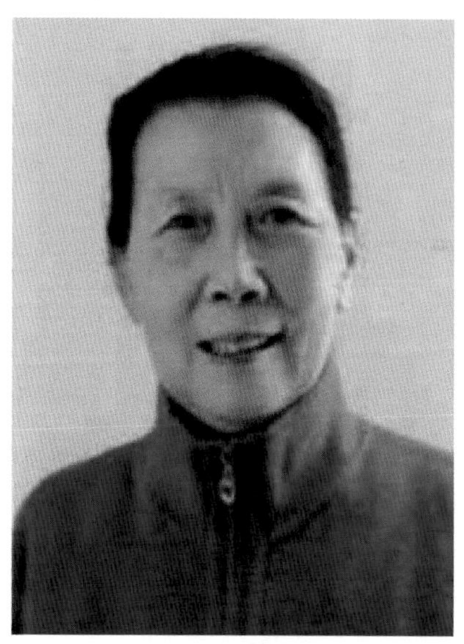

胡玉荃教授

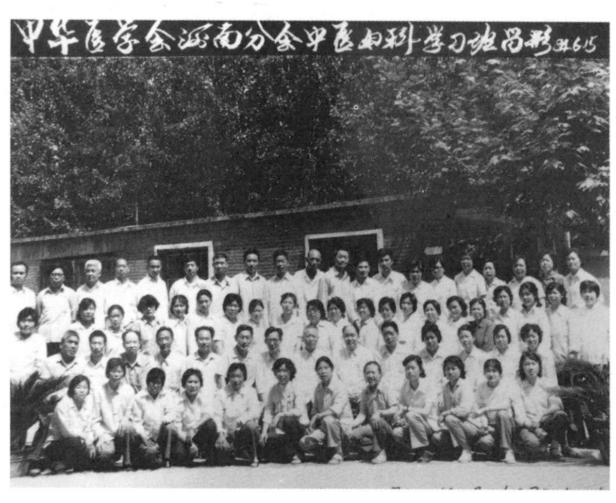


1984 年 6 月 15 日胡玉荃教授（二排右三）与医学会举办“中华医学会河南分会中医妇科第一届学习班”，领导及全体学员、教师合影

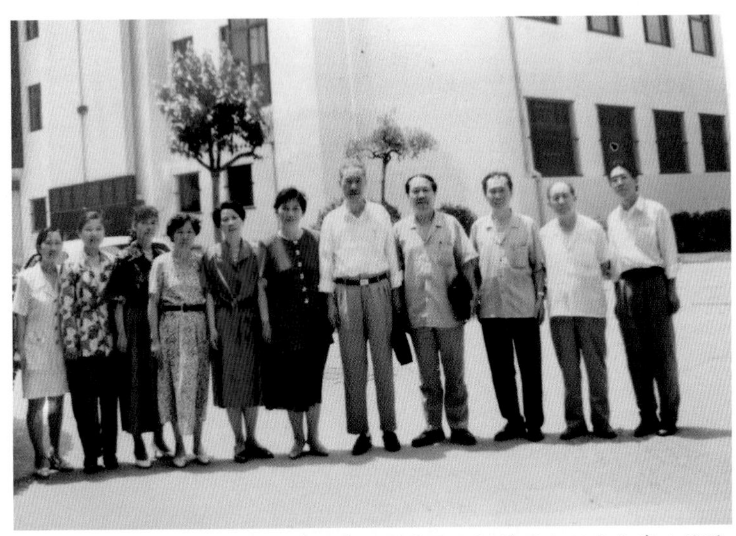

1995年6月17日河南中医学院第一附属医院妇科硕士研究生毕业答辩委员与院领导、研究生合影（左五为胡玉荃教授）

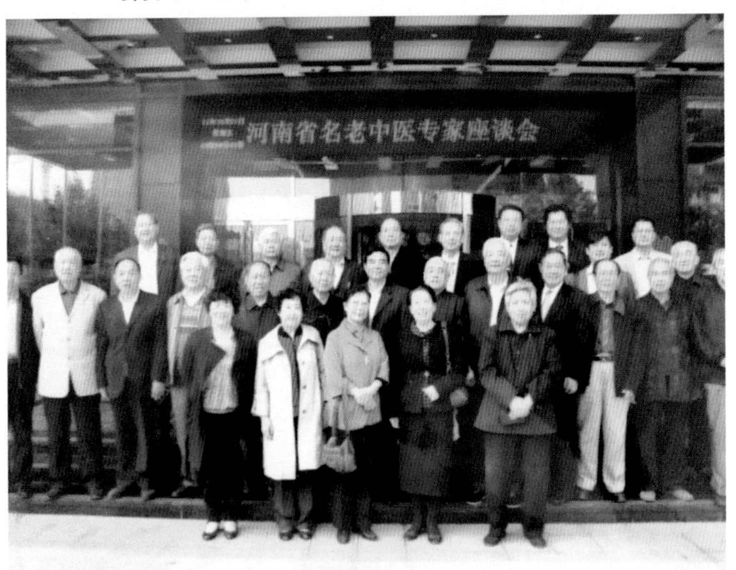


河南省名老中医专家座谈会合影（第一排右二为胡玉荃教授）

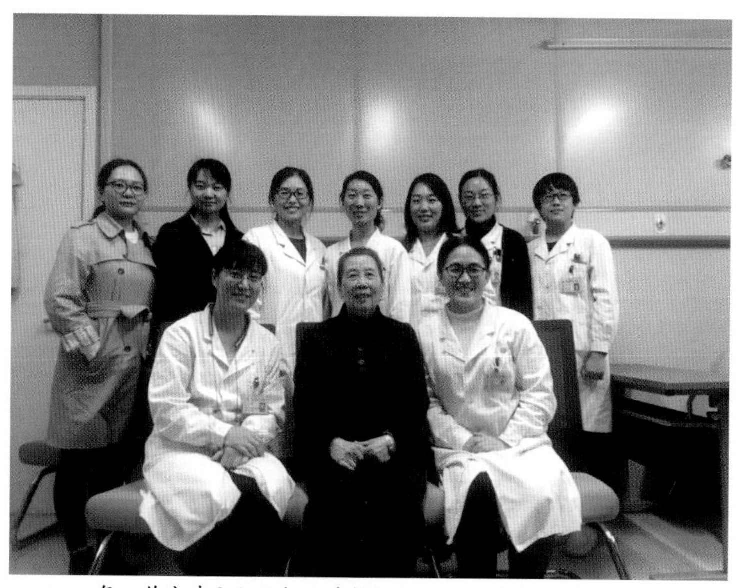

2017 年工作室建立之始胡玉荃教授与名医工作室骨干传承人合影

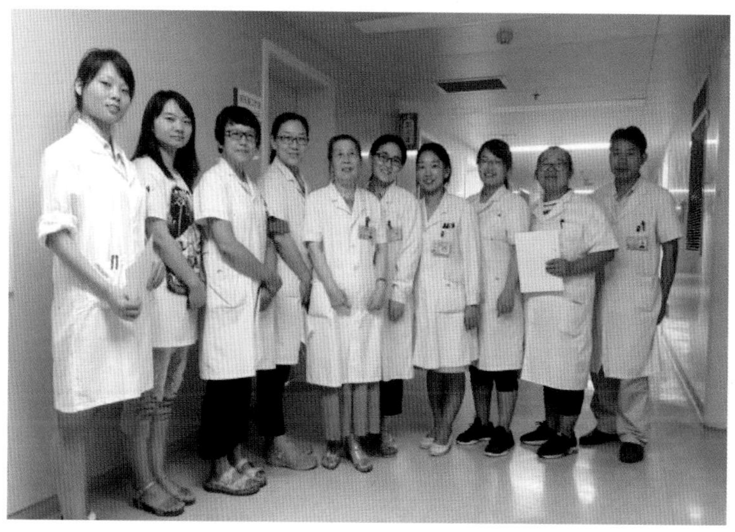

2018 年工作室传承队伍壮大，胡玉荃教授与名医工作室骨干传承人及研究生、进修生合影

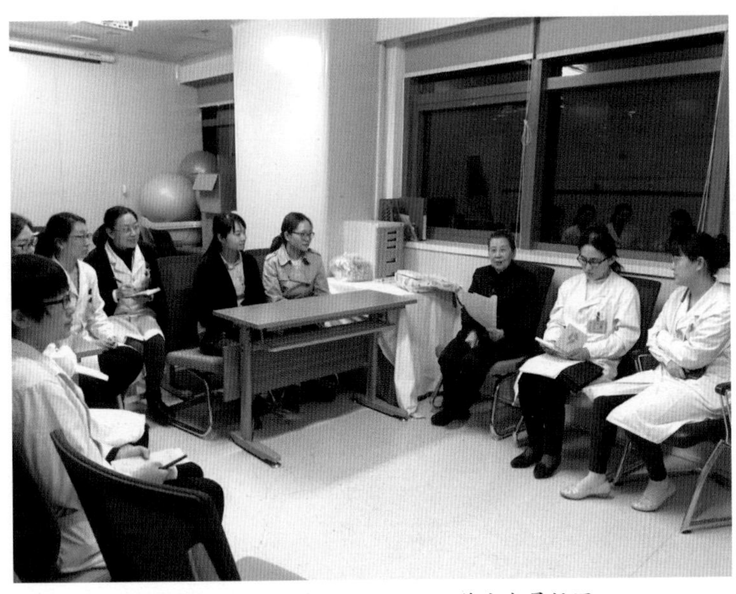

2019 年冬胡玉荃教授为名医工作室成员授课

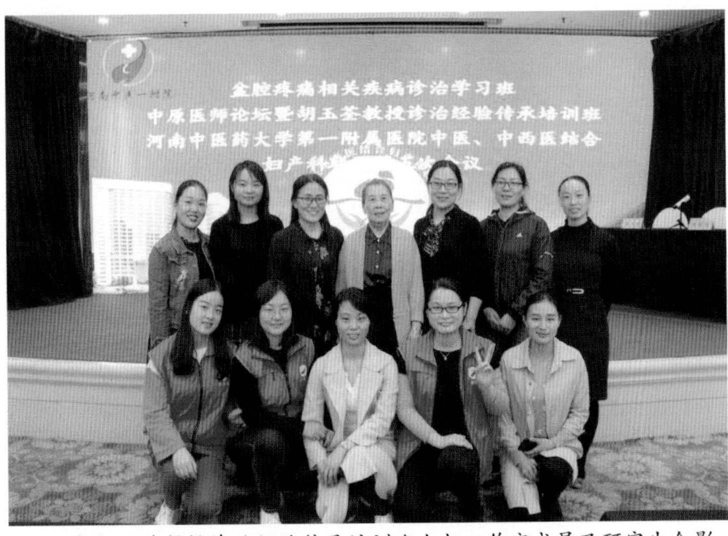


2019 年胡玉荃教授诊治经验传承培训班上与工作室成员及研究生合影

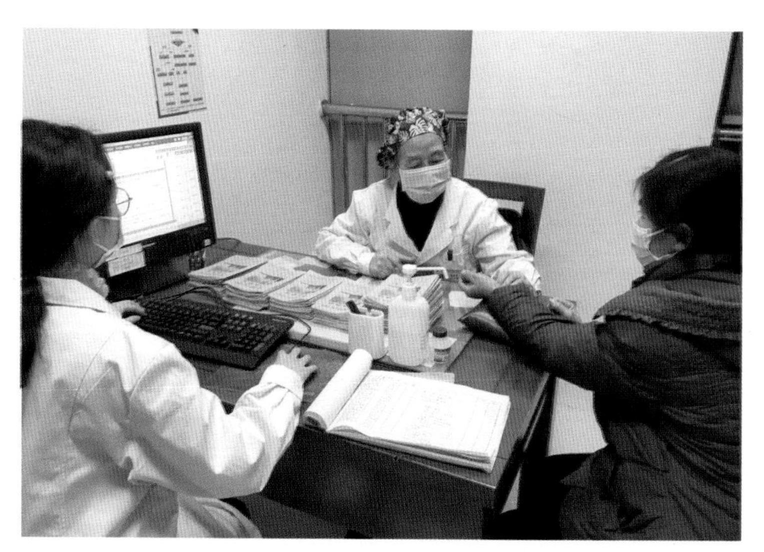

胡玉荃教授（中）为患者诊病

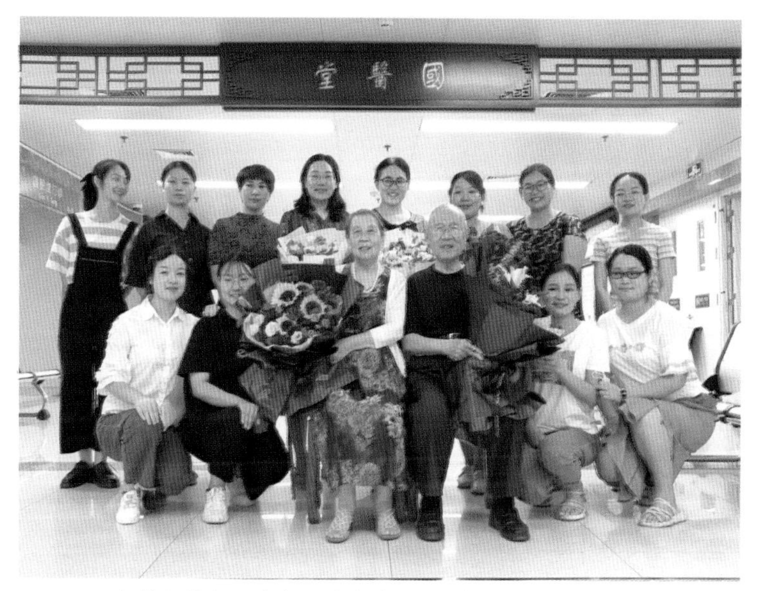


2020年教师节胡玉荃夫妇（前排三、四）与胡玉荃名医工作室传承人合影

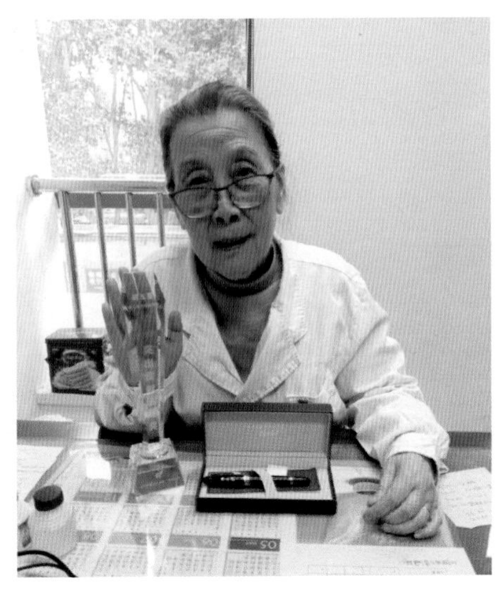

胡玉荃教授荣获“突出贡献医学奖”

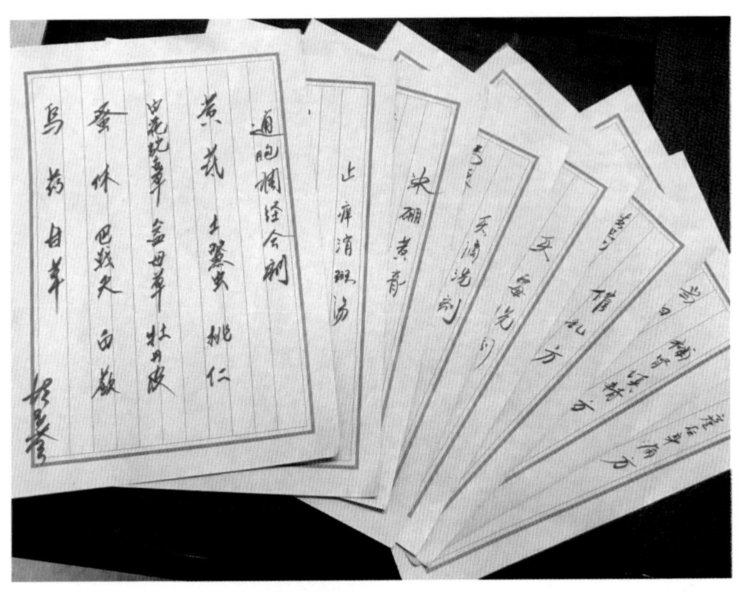

胡玉荃教授验方书法作品

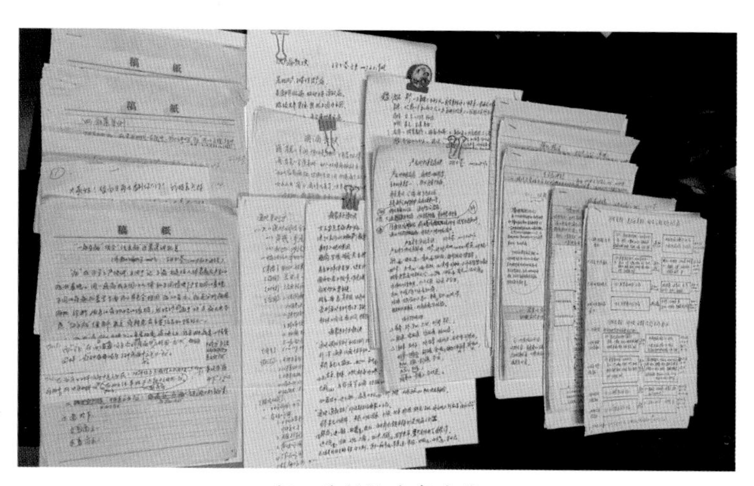

胡玉荃教授珍贵手稿

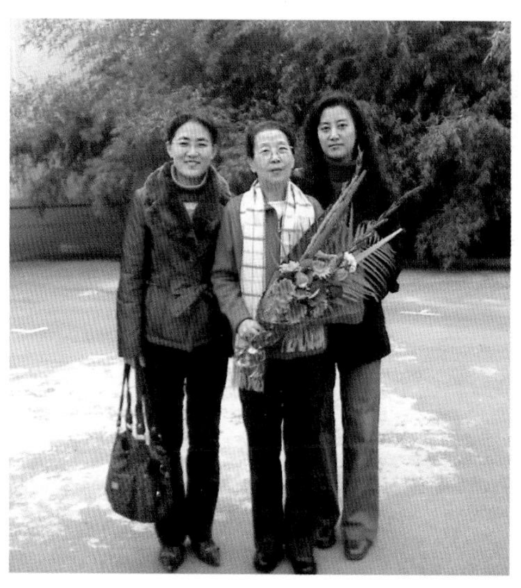

2008年胡玉荃第四批全国老中医药专家学术继承人翟凤霞（左）、刘蔚霞（右）博士拜师合影

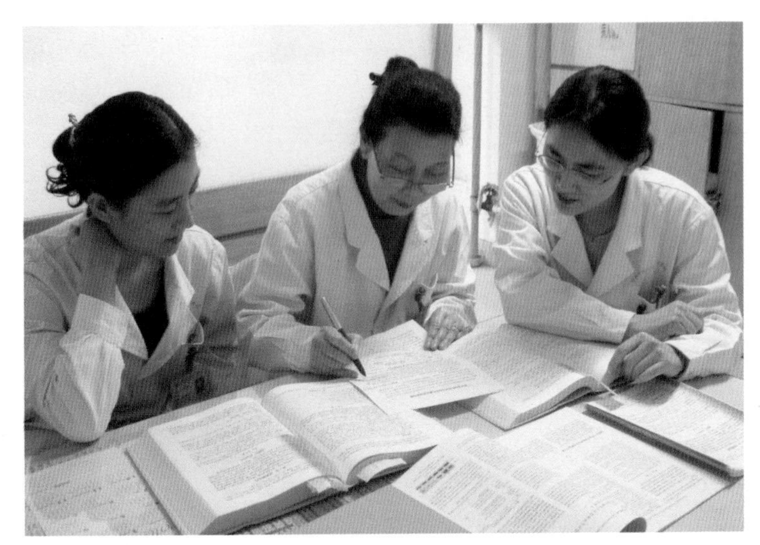

2009年胡玉荃教授（中）为翟凤霞（右）、刘蔚霞（左）博士研究生批改论文

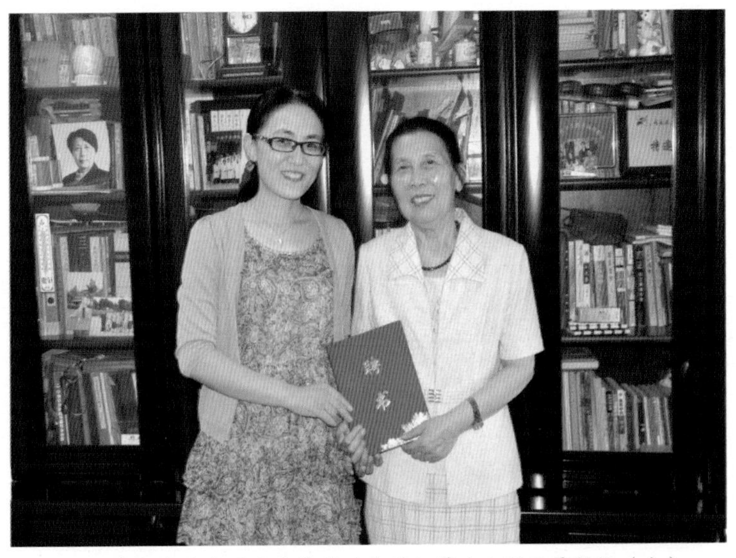

2012年河南省中医重点学科（专科）带头人翟凤霞教授（左）拜师胡玉荃教授（右）

# 《当代名老中医临证精粹丛书·第一辑》
# 编委会

# 本书编委会

主　审　胡玉荃

主　编　郭　淼　刘蔚霞　翟凤霞

副主编　李　焱　周　立　马素娟

编　委　李玲玲　郑雅萍　孙建华　张维怡

张　娥　贺　燕　李　敏　李　娜

任　妮　王炎炎　谷云鹏　张　雪

李欣春　潘丹阳　袁　野　代文华

# 总序 1

中医药学博大精深，具有独特的理论体系和疗效优势，是中国传统文化的瑰宝，也是打开中华文明宝库的钥匙，为中华民族的繁衍昌盛做出了不可磨灭的巨大贡献。当下，中医药发展正值天时地利人和的大好时机，“传承精华，守正创新”是中医药自身发展的要求，也是时代主题。党和国家高度重视中医药事业的发展，陆续出台了一系列扶持中医药传承工作的政策，以推动名老中医经验传承工作的开展。

河南地处中原，天地之中，人杰地灵。中原大地曾经孕育了医圣张仲景，时代变迁，医学进步。河南中医药大学第一附属医院经过近 70 年的发展，涌现出了一大批中医药大家、名家，这些名老中医几十年勤于临床，他们奉献了毕生心血，专心临床，服务人民。为更好地传承学习这些名家的学术思想，医院组织撰写了《当代名老中医临证精粹丛书》。该丛书汇集了河南中医药大学第一附属医院名老中医毕生宝贵经验，从临证心得、遣方用药、特色疗法等不同方面反映了老中医们的学术思想。他们之中很多人早已享誉医坛、造福一方，在省内乃至全国均有较大的影响。如国医大师李振华，全国名中医崔公让、丁樱，全国中医药高校教学名师赵文霞等，这些中医专家在内、外、妇、儿等疾病治疗和学术研究等方面均有很高建树。

该丛书内容丰富、实用，能为后来医者开阔思路、指明方向，为患者带来福音，对中医药事业的发展可谓是一件幸事。相信这套丛书的出版，一定会受到医者的青睐，各位名老中医的学术思想和临证经验一定会得到更好的继承和发扬。

整理名老中医的学术思想和临床经验并付梓出版，是中医药传承创新的最好体现，也是名老中医应有之责任和自我担当。值此盛世，党和国家大力支持，杏林中人奋发向上，定能使中医药事业推陈致新，繁荣昌盛，造福广大人民健康，是以为序。

中央文史研究馆馆员

中国工程院院士

中国中医科学院名誉院长

王永炎

2021年9月

# 总序 2

名老中医是中医队伍中学术造诣深厚、临床技艺高超的群体，是将中医理论、前人经验与当今临床实践相结合的典范。对于名老中医学术思想和临证经验的传承和发扬，不仅是培养造就新一代名医，提高临床诊治水平的内在需求，也是传承创新发展中医药学术思想工作的重要内容，更是推动中医药历久弥新、学术常青的内在动力。我在天津中医药大学和中国中医科学院任职期间都将此事作为中医药学科建设和学术发展的重要内容进行重点规划和落实，出版了系列的专著。留下了几代名老中医殊为宝贵的临床经验和学术思想，以此告慰前辈而无愧。

河南地处中原，是华夏文明的发祥地，也是中医药文化发生、发展的渊薮。历史上河南名医辈出，为中医学的发展做出了重要贡献。南阳名医张仲景的《伤寒杂病论》及其所载经方，更是被历代医家奉为经典，历代研习者不计其数，正所谓“法崇仲景思常沛，医学长沙自有真”。此后，攻下宗师张从正、医学泰斗滑寿、食疗专家孟诜、伤寒学家郭雍、温病学家杨栗山、本草学家吴其濬等名医名家，皆出自于河南。据考，载于史册的河南名医有一千多人，流传后世的医学著作六百余部，这是河南中医的珍贵财富。

河南中医药大学第一附属医院始建于1953年，建院至今先后涌现出李振华、袁子震、吕承全、李秀林、李普、郑颉云、黄明志、张磊等一批全国知名的中医大家。医院历届领导均十分重视名老中医药专家的学术经验传承工作，一直投入足够的财力和人力在名老中医工作室的建设方面，为名老中医药专家学术继承工作铺路、搭桥，为名老中医培养继承人团队。医院近些年来乘势而上，奋发有为，软硬件大为改观，服务能力、科研水平及人才培养都取得令人瞩目的成绩。特别是坚持中医药特色和优势，在坚持传承精华，守正创新方面更是形成了自己的特色。集全院力量，下足大功力，所编著的《当代名老中医临证精粹丛书》的出版就是很好的例证。

该丛书内容详实、治学严谨，分别从医家小传、学术精华、临证精粹、弟子心悟等四个章节，全面反映了诸位名老中医精湛的医术和深厚的学术洞见，结集出版，将极大有益于启迪后学同道，故乐为之序。

中国工程院院士

天津中医药大学　名誉校长

中国中医科学院　名誉院长

2021年9月于天津团泊湖畔

张伯礼

# 总序3

欣闻河南中医药大学第一附属医院与中国中医药出版社联合组织策划编写的《当代名老中医临证精粹丛书》即将出版，内心十分高兴，入选此套丛书的专家均为全国老中医药专家学术经验继承工作指导老师，仔细算来这应该是国内为数不多的以医院出面组织编写的全国名老中医临证经验丛书，可见河南中医药大学第一附属医院对名老中医专家经验传承工作的高度重视。

河南是中华民族灿烂文化的重要发祥地，也是中医药文化的发源地、医圣张仲景的诞生地。自古以来就孕育培养了诸多中医名家，如张仲景、王怀隐、张子和等；也有很多经典中医名著流芳千古，如《黄帝内经》《伤寒杂病论》《太平圣惠方》《儒门事亲》等；中华人民共和国成立后，国家中医药管理局开展全国名老中医药专家学术经验继承指导工作及全国名老中医药专家工作室建设，更是培养出一大批优秀中医临床人才和深受百姓爱戴的知名医家。实践证明，全国老中医药专家学术经验继承工作是继承发扬中医药学，培养造就高层次中医临床人才和中药技术人才的重要途径，是实施中医药继续教育的重要形式。这项工作的开展，加速了中医药人才的培养，推进了中医药学术的研究、继承与发展。

作为河南中医药事业发展的排头兵，河南中医药大学第一附属医院汇集了众多知名医家。这套丛书收录了河南中医药大学第一附属医院名老中医的特色临证经验（其中除国医大师李振华教授、全国名老中医冯宪章教授仙逝外，其余均健在）。该丛书的前期组织策划和编写工作历时近两年，期间多次修订编纂，力求精心打造出一套内容详实，辨证精准，笔触细腻的中医临床经验总结书籍。相信通过这套丛书的出版一定能给广大中医工作者和中医爱好者带来巨大收益，同时也必将推进我省中医药学术的研究、继承与发展。有感于此，欣然为序。

最后奉诗一首：

中医一院不寻常，
诸位名师泛宝光。
继往开来成大统，
章章卷卷术精良。

国医大师　张磊

2021年10月

# 丛书编写说明

河南中医药大学第一附属医院经过近70年栉风沐雨的发展，各方面建设都取得了长足的发展，特别是在国家中医药管理局开展全国名老中医药专家学术经验继承指导工作及全国名老中医药专家工作室建设工作以来，更是培养了一大批优秀的中医临床人才和深受百姓爱戴的知名专家，为了更好地总结、凝练、传承这些大家、名医的学术思想，展现近20年来我院在名老中医药传承工作中取得的成果，医院联合中国中医药出版社策划编撰了本套丛书。

该丛书囊括我院内、外、妇、儿等专业中医名家的临证经验，每位专家经验独立成册。每册按照医家小传、学术精华、临证精粹、弟子心悟等四个章节进行编写。其中“医家小传”涵盖了医家简介、成才之路；“学术精华”介绍名老中医药专家对中医的认识、各自的学术观点及自身的独特临证思想；“临证精粹”写出了名老中医药专家通过多年临床实践积累的丰富而宝贵的经验，如专病的临床诊疗特点、诊疗原则、用药特点、经验用方等；“弟子心悟”则从老中医们传承者的视角解读对名老中医专家中医临证经验、中医思维及临床诊疗用药的感悟，同时还有传承者自己的创新和发挥，充分体现了中医药传承创新发展的基本脉络。

本套丛书着重突出以下特点：①注重原汁原味的传承：

我们尽可能地收集能反映名老中医药专家成长、成才的真实一手材料，深刻体悟他们成长经历中蕴含的学习中医的心得，学术理论和临床实践特色形成的背景。②立体化、全方位展现名老中医学术思想：丛书从名老中医、继承者等不同角度展现名老中医专家最擅长疾病的诊疗，结合典型医案，系统、全面地展现名老中医药专家的学术思想和临证特色。

希望本套丛书的出版能够更好地传播我院全国名老中医专家毕生经验，全面展现他们的学术思想内涵，深入挖掘中医药宝库中的精华，为立志传承岐黄薪火的新一代医者提供宝贵的学习经验。为此，丛书编委会的各位专家本着严谨求实、保质保量的原则，集思广益，共同完成了本套丛书的编写，在此谨向各位名老中医专家及编者表示崇高的敬意和真诚的谢意！

丛书在编写的过程中，得到了王永炎院士、张伯礼院士、国医大师张磊教授等老前辈的指导和帮助，在此表示衷心的感谢和诚挚的敬意！

**河南中医药大学第一附属医院**

2021年8月30日

# 本书前言

“中医药学既是中国的主流医学科学，又是古老而现代的生命科学。作为中国独有的医学科学，具有丰富的原创内涵。”当前，中医药振兴发展迎来天时、地利、人和的大好时机，国家对中医药事业传承工作十分重视，出台了很多切实可行的举措，中医药界的同道也进行了大量卓有成效的探索和实践，中医形势一派欣欣向荣。河南自古名医辈出，蜚声杏林。胡玉荃教授从事中医妇科临床、教学、科研工作60余载，曾师从吕承全、王寿亭、李雅言等名医，善取诸家之长，有着深厚的理论基础与严谨的治学态度，还曾到北京协和医院向一代大师林巧稚学习，西为中用，拓宽了中医妇科临床的诊治范围。胡教授擅长诊治月经不调、痛经、习惯性流产、不孕症等常见病，对子宫内膜异位症、产后杂病等妇科疑难病症亦有着丰富的治疗经验。她“继承不泥古，创新不离宗”，研制了妇科中成药院内制剂6个品种，撰写著作7部，先后发表论文50余篇，获省二级科研进步奖、厅级科研成果奖各1项。其研制的“通胞系列合剂”作为院内制剂应用于临床近30年，治疗急慢性盆腔痛、盆腔包块、痛经等效果显著，至今仍在临床广泛应用。

胡玉荃教授从医半个多世纪以来，博采众师之长，孜求古训，精勤不倦，积累了丰富的诊治经验，形成了自己独具特色的学术思想与治疗理念。如今耄耋之年的胡教授仍坚持工作在临床一线，处处体现大医风范，实为我辈之楷模！2011年出版的胡玉荃学术继承人翟凤霞及刘蔚霞主编、胡玉荃主审的反映胡玉荃妇科临证经验的《胡玉荃妇科临证精粹》一书，问世后一直备受医患欢迎。而今十载，跟师侍诊期间的临证体悟又有新的积累，现将老师近年临证医案进行归纳整理，编撰成书。本书主要介绍胡教授治疗妇科常见病症的临证经验、诊治思维、用药特点。每案后按语为对老师临证思维的揣摩、探讨与总结。书稿精心撰写付梓，闪烁着继承、创新的光芒，以期进一步弘扬中医学术，“鼎运苍生、光启后学”。本书编撰过程离不开老师的支持与指导，谨以此书致敬老师！

编者

2021年10月

# 目录

## 第一章　医家小传



## 第二章　学术精华

# 第三章　临证精粹

## 第四章 弟子心悟

# 第一章 医家小传

胡玉荃，河南省开封人，1938年生，女，汉族，河南中医药大学教授、主任医师。任职于河南中医药大学第一附属医院，从事中医妇科医、教、研工作60余载。现虽耄耋之年仍坚持临床及教学工作，为中医药传承奉献着光和热。

## 一、恩师引路，步入杏林

1938年，为躲避国民党政府追捕奔走于外，患有恶性疟疾、身孕不足8个月的母亲临盆，胡玉荃降生于四面黄河水患的河南省西华县乡村，靠百家母乳养活。此后其母在艰难情况下继续逃难，沿途千余里在各地乡亲们施舍救济下逃难至豫西山区。父老乡亲的淳朴善良、大爱无疆的恩惠感染着胡玉荃，使其在人生历经艰辛时仍能坚持感恩，回报于民，矢志不渝。

胡玉荃的祖父曾于清朝末年入朝为官，官至二品，因政见不和辞官回家，潜心钻研医学，留有“不从官，不经商，从医济世”的家训。胡玉荃未出生时，家族中人尽感要得一女，其祖父甚是欣喜，并取柳宗元《吊屈原文》中的一句诗“荃蕙蔽匿兮，胡久而不芳”的“荃”字命名，意为香草，希望胡玉荃像诗中的香草一样，历久弥香。但其祖父未能见到孙女出世就因病离世，令人唏嘘感叹！

胡玉荃在初、高中时尤擅长理工科，曾立志效仿居里夫人，成为一名科学家。1957年于开封第一女子高中毕业后，胡玉荃立志考上一流理工类大学。但因家庭变故，无缘大学校门。班主任梁老师建议道：“玉荃，不要考了，省里卫生厅要培养一批中医接班人，你成绩优异，我推荐你去，这是个机会。”在梁老师的引导下，胡玉荃成为河南中医学院（现河南中医药大学）第一批中医学徒，因成绩优秀、管理能力强，任班长至毕业。入学两年后她才隐约知道，原来当年因她父亲被划为“右派”，作为其后代，报考院校受到限制，根本不会被录取，即便录取了在大学仍是要被劝退的。就连到河南中医学院上学的机会也是梁老师念其勤恳努力、成绩优异，多方争取才得到的。梁老师为胡玉荃上学多方讲情之事也成为她后来被划为“右派”的原因之一。胡玉荃痛心的同时也深深感谢梁老师，更珍惜来之不易的学习机会，也暗自下定决心，刻苦努力，用行动和成绩实现其人生价值，不辜负梁老师的殷切期望。回忆至此，胡玉荃教授不由感慨：弃理从医虽是无奈，却巧合地遵了家训，圆了祖父的夙愿。

## 二、勤求古训，博采众长

在那个特殊的历史时期，不光彩的身世曾让胡玉荃困惑不已，然而内心的倔强总让她相信不比别人差，一样能成为有用的人，为社会、为国家做出卓越的贡献。她更加坚定了刻苦求学的信念，以加倍的努力和优异的成绩回应那些或疑问或鄙视的目光。

当时河南中医有“四大名医”，胡玉荃即拜在四大名医之一郑颉云教授门下，是郑教授的入门大弟子。拜师之后，胡玉荃便与郑颉云教授结下了深厚的师生情谊。郑颉云教授腿脚不方便，胡玉荃就成了郑教授的一根“小手杖”，上下班都用自己稚嫩的肩膀搀扶着郑颉云教授走，郑教授则为胡玉荃打开了杏林的一片广阔天地。

胡玉荃的记忆力特别好，别人背几遍才能记住的汤头歌诀她往往读上一遍就能记住。理工科的深厚功底，使她逻辑思维能力和理解能力特别强，深奥难懂的经典古籍，在老师的指导下，她很快便能参悟。即使这样，她仍丝毫不敢懈怠，每天凌晨 4 点多就起来读书的习惯一直坚持到临床实习阶段。那时候的中医学徒班学习模式是半日随师应诊，半日听名师讲课，后来在医院实习值班，白天接诊病患、写病历，晚上写心得体会和总结，睡前还跟值班护士请求，让凌晨 4 点多就叫醒她起来背书。那样的学习状态只能用“如饥似渴”四个字来形容。外界环境或许不佳，但在这样的学习生活中，她反而越来越获得了内心的充实和恬静。

1962 年跟师学习 5 年期满，胡玉荃由河南中医学院毕业留河南中医学院第一附属医院妇科，从事医、教、研工作。当时的胡玉荃作为一名年轻的大夫和教师，意识到中医必须博采众长，因此先后向吕承全教授学习治肝调肾之道，向王寿亭主任学习“四君子汤”“四物汤”灵活辨证运用要旨，向名医李雅言学习妇人补血、调肝、养肾之理等。从身边老师那儿学，从患者那儿学，从教学中学……在这个过程中，胡玉荃总结出了大量的临床病案，积累了宝贵的经验，也扩充了知识面，诊治技能得到迅速提高。

胡玉荃认为，作为一个中医大夫，不但要夯实中医理论基础，提高中医诊治危重疑难病的能力，还应该掌握必要的西医学知识和技能，“西”为“中”用，中西医紧密结合，才能更好地为患者服务。为此，胡玉荃自修完西医课程，并利用一切机会向周围的西医医师请教学习，20 世纪 70 年代末还专门赴北京协和医院进修，成为师从林巧稚教授的唯一一位中医出身的大夫。她非常珍惜在名院跟名师学习的机会，每天都坚守岗位，孜孜不倦、勤奋忘我地学习。节假日林巧稚教授查房时，总能和她照面，时间长了就渐渐熟悉，知道胡玉荃是河南人，就对她说："小胡，你给河南争了光。"在进修即将结束时，林巧稚教授告诉胡玉荃有读研的机会，建议她好好把握。但是胡玉荃认为，患者是医者最好的老师，为了能把学到的医学技术及时造福乡亲父老，在医疗实践中磨炼自己，她毅然谢别师长，回到故乡河南，投入到中西医结合诊治妇产科疾病的繁忙工作中。

## 三、精医济世，仁术救厄

20 世纪六七十年代的中国仍有不少人认为中医是缺少科学依据的，治慢病不治急病，胡玉荃认为只有通过大量的临床实践，不断积累更多的诊疗经验、不断提高临床辨证能力，用大量临床病案证明中医诊治技术的优越性和科学性，才能真正反驳中医不科学等论点，弘扬中国优秀的传统医学文化。同时她也意识到，要实践必须走出大医院、大城市，到广阔天地中去锻炼自己。

胡玉荃多次到缺医少药、条件艰苦的偏远地区去行医磨炼。从平原到山区，不管救灾还是下乡医疗，她都积极参加，有时夫妇二人还一同上阵，在河南的广大农村留下了足迹。如1960年到登封诊治浮肿病;1964年到夏邑水灾区防疫;1965年去南阳下乡义诊，一年时间积累了一万多病例（包括内外妇儿多种病）的诊治经验，师生都很满意；1969年去往禹县，胡玉荃负责急诊病房工作，在各种急性传染病的抢救中身先士卒，不怕苦不怕累，危急时刻等不及上吸痰器就口对口为患者吸痰的事情屡有发生，她利用针灸及中医药辨证加西医的液体支持疗法救治了不少患者。如由县医院转来的30名流脑后遗症患者，入院时昏迷或伴抽搐，最终全部治愈出院。1年后临走时，老乡坚决要求大夫再支援一段时间，最终胡玉荃在禹县多留了9个月才回郑州，虽然晚归，但的的确确为当地百姓做出了巨大贡献，这也是胡玉荃对父老乡亲恩情的回报，她觉得无比光荣。

胡玉荃不仅在痛经、月经不调、产后杂病、不孕症诊疗及中药保胎等方面积累了丰富的经验，在一些妇科疑难重症的治疗上也进行了积极不懈的探索。如安阳地区一患者逢经期经量少、咳血，X线胸片示肺部呈大片状阴影，在当地初按肺部炎症，继而按肺结核诊治均无效后疑为妇科恶性肿瘤肺部转移，入住妇科病房，经检查诊断为“子宫内膜异位至肺”，胡玉荃按照中医辨证施治，不久患者痊愈出院。又如患者李某，久治不孕，子宫颈肌瘤取出术后，早孕40多天时开始阴道出血伴宫颈肌瘤复发，入院保胎治疗。中药保胎过程中随胎儿长大，肿瘤亦跟着增长，孕6个月时肌瘤甚至比胎儿的头还大，最后保胎至7个月，剖宫产一子，并切除肌瘤，宝宝成活并健康成长。胡玉荃常对学生说：“要充分相信中医学的神奇疗效和魅力，努力挖掘中医药在疑难重症方面的经验和优势，进行不懈研究和探索，吃过苦中苦，方能尝到甜中甜！”



## 四、薪火相传，桃李满园

从医60余载，胡玉荃始终不忘初心：要以仁心待病患，以仁术救贫厄，以仁德教后学，做一个对社会、对国家有用的人，实现人生的价值。胡玉荃一直坚持战斗在临床、教学、科研一线，心中装着医疗事业发展的大格局，脚下丈量着医院课堂的小方寸，为中医妇科人才的培养呕心沥血、兢兢业业。

厚德精业，继承创新，历史的使命和重任对于新一代中医人提出了更高的要求。胡玉荃教授始终不敢忘记自己的责任和使命，对中医后辈寄予厚望，惦记着传教于后来者，诲人不倦，毫无保留。她常说：传承发展中医必须要多读经典、精读经典、感悟经典，这是基础是根本，可借圣人之“得”丰今日之医库；还必须多临床、勤实践、善总结，这是发展之关键。

2000年胡玉荃退休后婉拒了院外（包括国外）多家医院高薪聘请，仍不辞辛苦，继续留在河南中医药大学第一附属医院国医堂，每周出4~5个门诊，每次接诊大量患者，孜孜不倦地为更多患者解除病痛，为中医的传帮带奉献着光和热。她常说：“我生于乱世，成医在盛世，我要将宝贵经验教给今世，留给后世！”从2005年作为医院传承工作指导老师开始，到2008年被国家中医药管理局确定为第四批全国名老中医药专家学术经验传承工作指导老师及合作博士生导师，到国家中医妇科专业优秀骨干培养指导老师，再到2016年被授予“仲景书院国医导师”称号，国家中医药管理局批准建立“胡玉荃全国名老中医工作室”，至今已15年，胡玉荃教授培养了若干有志于中医妇科传承的各级医师。为传承工作积累了大量病案，将自己在中医妇科方面，尤其是崩漏、胎漏、胎动不安、痛经、癥瘕、产后杂病、不孕症等疾病的临床诊断、鉴别诊断及有效治疗方法编成歌诀印发给大家学习；不顾年事已高，认真备课，为仲景书院学员、省内中医传承人员、胡玉荃传承工作室成员等倾囊传授宝贵经验等。如今胡老已80多岁高龄，但仍奋斗于临床第一线，以自己的实际行动践行着老一辈中医人薪火相传的使命和担当，实为精诚大医，我辈楷模。

# 第二章 学术精华

胡玉荃教授认为“妇人以气血为根本”，妇科病主要责之于“肝、脾、肾”三脏，病因病机以“虚、郁、瘀、湿、热”多见，治疗上注重“扶正”和“调理气血”，积极倡导“治未病”。在长期的临床实践中，通过锲而不舍的感悟和凝练，从病因病机、辨证到治则治法的确立，形成了颇具特色的扶正祛邪、防治结合的诊疗思想。

## 一、妇人以气血为根本，提出“血不足而气非有余”的独到见解

胡玉荃教授认为，妇人以气血为根本，女性一生主要的生理特点为经、孕、产、乳，这些生理活动均是以气血为物质基础。月经为血所化，赖气以行，气血和调，则月经可应时而下，行而有度；男精壮女经调，两精相合而成孕；孕后精血下聚以养胎，血旺则胎有所养而强壮。正如薛己《校注妇人良方》中陈氏《引产宝方·序论》曰：“气血者，人之神也。然妇人以血为基本，苟能谨于调护，则血气宜行，其神自清，月水如期，血凝成孕。”产时用力，耗气伤血，产后气血两亏；哺乳期乳汁由气血化生，薛立斋云：“血者，水谷之精气也，和调五脏，洒陈六腑，在男子则化为精，在妇人上为乳汁，下为月水。”宋·陈自明和明·张景岳也均认为妇人以血为基本。《景岳全书·妇人规·经脉诸脏病因》说：“女子以血为主，血旺则经调而子嗣……故治妇人之病，当以经血为先。”“冲为血海”，任脉为“阴脉之海”“任主胞胎”，冲脉聚脏腑之血，任脉主司全身的精、血、津、液，冲任相资，

依时由满而溢于胞宫，使月事如期而潮，并具有受孕能力。还说："经本阴血，何脏无之？惟脏腑之血，皆归冲脉，而冲为五脏六腑之血海，故经言太冲脉盛，则月事以时下，此可见冲脉为月经之本也。"所以说气血是妇人生理病理之基础，"妇人以气血为根本"。

正是由于女性经孕产乳等生理活动均源于血、赖于血，所以胡玉荃教授认为，女子以血为主、以血为用。然"血之与气，异名而同类"，气血相互滋生，相互依存，气为血之帅，能生血行血摄血；血为气之母，可养气载气固气。因此胡玉荃教授强调，气血是妇人生理病理之基础，妇人以气血为根本。

古人认为，妇人生理情况下多"血虚气盛"。《灵枢·五音五味》说："妇人之生，有余于气，不足于血，以其数脱血也。"胡玉荃教授认为，这里的"气有余"是相对于血分而言，并非真的过盛，实际上由于气血相互依存密不可分的关系，临床由血虚及气而致气血两虚者更为常见，因而提出"血不足而气非有余"的独到见解。这种认识也是胡玉荃教授临证用药强调保持气血的充足和顺，重视扶助正气、气血双补的理论根据。

## 二、妇科病主责肝脾肾，"郁、瘀、湿、热、虚"为核心病机

胡玉荃教授认为妇科病不外经、带、胎、产、杂诸疾，无不关乎肾、肝、脾三脏。肾藏精，精血同源，精又能化气，

肾气为人体生长发育和生殖功能的动力，能使天癸至，冲任通盛，而经候如期，孕育有望，故云“肾主生殖”“经水出诸肾”，月经及种子之病皆责之于肾。另外，肾又主系胞，“胞络者系于肾”，而“冲任之本在肾”，肾与胞宫及冲任关系密切，而胞宫是胎元孕育之场所，任脉所司阴津是带下产生的来源，所以妊娠病、带下病也与肾密切相关。肝藏血，主疏泄，体阴而用阳。气血和调，则肝体柔润，肝用畅达。脾胃为气血生化之源，且统血摄血，主司运化，能使水谷化生精微，绝痰湿生成之由。肾、肝、脾三脏关系密切，肝肾为子母关系，乙癸同源；脾肾一为先天、一为后天，相互滋养；肝脾为克侮关系，木郁克土，土壅木郁，互为克制。正是由于肝、脾、肾三脏与妇产科生理功能密切相关，所以妇人之病从病机上主要责之肝、脾、肾三脏。

胡玉荃教授认为，肝主气之疏泄条达、血之充盛和调，妇人以气血为根本，故妇科病与肝的关系尤为密切。气血贵为和顺，而“女人嗜欲多于丈夫，感病倍于男子，加以慈恋爱憎，嫉妒忧恚，染着坚牢，情不自抑”（《备急千金要方》)。《女科经纶》也说：“妇人以血为海……每多忧思忿怒，郁气居多……”情志不舒，则肝气郁结，气能行津运血，气滞则血瘀湿聚，久而化火蕴热，经带胎产诸病丛生。脾为气血生化之源，运化水湿，统摄血液；肾主封藏固摄，藏精主水，为生殖之本。脾肾亏虚则气虚精亏血少，痰饮水湿不化，冲任不盈不固，或胞宫胞脉阻滞。可见，“郁”“瘀”“湿”“热”“虚”乃妇科病形成的核心病机。

## 三、辨治妇科病首重脏腑，达气血和调，致“和”为贵

胡玉荃教授认为，生理上，妇人以气血为根本，而气血源于脏腑；病理上，妇科疾病的发生主要归结于“郁”“瘀”“湿”“热”“虚”作祟，造成了肝、脾、肾功能和气血的失常。所以，治疗妇人病首要重视脏腑辨证，精确脏腑定位，明确病机关键。在此基础上，依据张子和“贵流不贵滞”的理论，以调理脏腑气血为根本治法，使肝气舒而血脉畅、瘀滞化，脾气壮而血得固、湿得化，肾精足而冲任充、气化行。血气调和，则胞宫、胞脉、胞络充盛通畅，经、带、胎、产、杂诸疾自然得愈。

胡玉荃教授认为，任何疾病的发生都无外身体的平衡和谐状态受到破坏，所以治疗的根本目的就是恢复机体阴阳平衡，使其重新达到气血的和调，妇科病的治疗也是如此。胡玉荃教授遵循“以平为期”的古训，提出妇科病治疗当“致‘和’为贵”的理念和思想。在遣药组方时，充分利用脏腑之间的相生相克乘侮关系，合理配伍，虚实兼顾，寒热相制，温凉相宜，刚柔互济。时时注意顾护气血，凡峻猛、燥烈、辛窜、峻下、苦寒、滑利之品慎用或经炮制、配伍后再使用。使行气不耗气，化瘀不伤血，利湿不伤阴，清热不滞血，补虚不壅滞，邪去而正不伤，“和”致而病愈。

## 四、治病调经为先，周期用药分阶段

月经是女性生理的基础和核心，月经正常与否是妇女脏腑、气血功能协调与否的直接标志。所以说月经病为妇科病之首，治疗妇科病尤其要重视调经。正如《景岳全书·妇人规·经脉诸脏病因》说："治妇人病，当以调经为先。"

胡玉荃教授认为，胞宫为奇恒之腑，其形态似腑而功能似脏，对月经有定期藏泻作用，在月经周期的不同阶段其阴阳气血发生着动态的消长变化，所以调经时必须顺应这种生理特点，分阶段用药，循周期调治，即所谓"中药人工周期"。

调经之先，须通晓月经周期不同时期阴阳转化及脏腑气血变化的周期性节律。月经期为"重阳转阴"阶段，胞宫气血当由满溢泻渐至空虚，此时用药宜畅气血、通瘀滞，以顺应阴血下注血海之势，使经行畅通，不留瘀滞。经后期为"阴长至盛"阶段，肾气渐复渐盛，胞宫气血由虚至盈，为阴血相对不足的阶段，治宜补肾填精、滋阴养血为主以促卵泡发育。经间期（排卵期）为"重阴转阳"阶段，此时当是肾气充盛，阳气发动，阴精施泄的种子时期，治疗以促进阴阳转化为宗旨，在滋阴养血的基础上，适当加入温阳通络活血之品以促排卵。经前期为"阳长至盛"阶段，宜以温补肾阳为主，酌加滋阴养血之品，以顺应和维持肾气实而均衡的生理特点。

胡玉荃教授指出，"中药人工周期"采用分阶段周期性用药，顺应月经的周期性特点，基于辨证施治，体现个体化诊治，其根本目的还是通过调整脏腑气血的失调状态，使肾-天癸-冲任-胞宫生殖轴充盛和顺，冲任功能恢复正常而经调。

## 五、强调扶正培元，重视正气作用

“虚”是妇科病发生的病机核心之一。胡玉荃教授宗《内经》“正气存内，邪不可干”“邪之所凑，其气必虚”之理论，临证时非常重视“正气”的作用。认为正气盛则可行血、运津、利水、化湿，祛除瘀、痰、水、湿之邪，恢复脏腑气血正常功能。因而非常强调扶正培元之法在妇科病治疗中的重要性，集中体现于益肾和健脾之法。

肾为先天之本，寓元阴元阳，乃人体阴阳之根本。《景岳全书·传忠录·命门余义》说：“命门为精血之海……为元气之根……五脏之阴气，非此不能滋；五脏之阳气，非此不能发。”此处之“命门”，实即指肾。肾气亏虚则天癸、冲任失调，可发生经、带、胎、产、杂诸疾。所以在治疗妇科疾病时，胡玉荃教授尤为重视温肾滋肾，常伍用淫羊藿、巴戟天、杜仲、狗脊等药。即使外感邪气致虚实夹杂或实证居多，在祛邪泻实的同时亦不忘固本。对于病情迁延、病程日久的妇科慢性病，胡玉荃教授认为往往必有肾虚，更加注重扶正补肾，正像张景岳所说：“阳邪之至，害必归阴，五脏之伤，穷必及肾，此源流之必然，即治疗之要着。”

脾胃为后天之本、气血生化之源，而妇人以气血为本，气血互为依存，气能生血统血帅血，血又能养气载气，气血失调是妇产科疾病的重要机理之一。由于经、孕、产、乳等生理活动屡耗阴血，古人认为妇人“有余于气，不足于血”，然血耗则气亦必随血而伤，临床常见气血两虚之证。所以胡玉荃教授认为妇人“血易亏而气非有余”，治疗妇科疾病时常用参、芪之类补气药配伍方中以健脾益气，既生血又行血，扶正以祛邪。

可以说，在妇科病的治疗中，处处体现了胡玉荃教授注重维护和扶助人体正气的指导思想。

### 六、化顽疴于雏形，践行“治未病”理念

“治未病”思想源自《黄帝内经》，《素问·四气调神大论》曰：“圣人不治已病治未病，不治已乱治未乱……夫病已成而后药之，乱已成而后治之，譬犹渴而穿井，斗而铸锥，不亦晚乎？”《灵枢·逆顺》曰：“上工，刺其未生者也。其次，刺其未盛者也。其次，刺其已衰者也……上工治未病，不治已病。”要想成为一名高明的医生，就要善于预防疾病，防患于未然。历代医家也非常重视“治未病”，唐代医家孙思邈提出了“上医医未病之病，中医医欲病之病，下医医已病之病”，将疾病分为“未病”“欲病”“已病”三个层次。医圣张仲景在《金匮要略·脏腑经络先后病脉证》中云：“见肝之病，知肝传脾，当先实脾。”这是“治未病”思想既病防变的具体体现。元代朱丹溪指出：“与其求疗于有疾之后，不若摄养于无疾之先。盖疾成而后药者，徒劳而已。是故已病而不治，所以为医家之法，未病而先治，所以明摄生之理。夫如是，则

思患而预防之者，何患之有哉？”指出了预防与养生的重要性。清代温病学家叶天士根据温病的发展规律和温邪易伤津耗液的特点，提出对于肾水素虚的患者应“先安未受邪之地”，在甘寒养胃的同时加入咸寒滋肾之品。

胡玉荃教授认为，一个真正高明的医生不仅要有救病苦于危急之中的技能，更要有化顽疴于雏形之始的本领。临床工作中非常推崇《内经》“治未病”的理念和养生观念。认为很多妇科疾病都可以通过科学调护和提早治疗来促进康复及预防反复发作。作为医生，不能仅仅治疗已患疾病，更要预见可能发生的疾患并利用中医中药及保健调护以弥患于未萌和防微杜渐，从根本上预防和减少疾病的发生，提高广大妇女的生活质量，这样才能真正体现医疗的社会价值和高远境界。所以，临床上胡玉荃教授不但关注患者所患疾病，更重视患病个体的整体状况，积极倡导和践行“治未病”，以极其负责的态度对待每一个患者，可见其大医风范。可以说，在其日常诊疗中，时时处处都体现出“治未病”的理念，这是她数十年临床经验和感悟的厚重积淀，对我们的临床实践有着重要的启示作用和指导意义。

## 七、坚持“中医为体，西医为用”

在对待中西医学的态度方面，胡玉荃教授始终坚持“中医为体，西医为用”的主张。认为中医学历经数千年的发展、完善，其理论与实践有不可取代的特点和优势。而西医在生理、病理、药理的微观研究方面也有其先进性。中医辨证，讲究整体，西医辨病，注重局部细节。但从宏观上说，人体是一个复杂的系统，任何一处局部的病变，都是整体问题在局部的反映，妇科病绝不仅仅是生殖系统本身的问题。治疗要以中医辨证为根本，但也不排斥对西医学的学习和借鉴。西医学所揭示出的微观领域及其自身不断的发展，对中医的发展也必将起到促进作用，将二者有机地结合起来，能够更全面地把握对疾病的认识，从而寻求更便捷、合理的诊疗途径和方法。

# 第三章 临证精粹

妇科病不外经、带、胎、产、杂五类，胡玉荃教授临证近60年，在各种妇科病的诊治及预防养生方面积累了丰富的经验，现选取其中有代表性的分述于下。

## 第一节　月经病论治——重视脏腑阴阳，“中药人工周期”论治月经病

月经是女性生理的基础和核心，孕、产、乳均以此为前提。明·张景岳说：“女人以血为主，血旺则经调而子嗣……故治妇人之病，当以经血为先。”薛己在《女科撮要》中说：“夫经水，阴血也，属冲任二脉主，上为乳汁，下为月水。”月经病是妇科最常见的疾病，主要是经期和经量的异常，治疗原则重在调经。《傅青主女科》谓“经水出诸肾”,《景岳全书·妇人规》谓“冲脉为月经之本”，又“冲任之本在肾”，所以，调经之法，补肾为本。脾主后天，乃气血生化之源；肝为女子先天，藏血主疏泄，共为月经提供物质基础并调节月经的行止。因而调经之法可概括为补肾、健脾、疏肝、调理冲任气血。

胞宫为奇恒之腑，其形态似腑而功能似脏，对月经有定期藏泻的调节作用，在月经周期的不同阶段其阴阳气血发生着动态的消长变化。胡玉荃教授认为，调经时必须顺应这种特点，分阶段用药，才能助其恢复平衡，此即所谓的“中药

人工周期”。“中药人工周期”是以补肾法为基础，模仿妇女月经生理，通过调节“肾－天癸－冲任－胞宫”轴间的平衡来改善性腺的功能。它对月经失调的治疗作用不是替代，而是调节。胡玉荃教授根据女性正常的生理周期特点，把月经周期分为经前及经期、经后期、排卵期、排卵后期四个阶段辨证用药，采用中药调节生殖轴的功能并促使建立正常的月经周期，即中药“调周”法。“调周”法适用于所有周期异常的月经病和由此带来的继发疾病，如不孕症。

经期及经前（月经第1~5天及26~30天）：此期为阳气至重，重阳转阴阶段。旧血不去，新血不生，因此此期宜“温、通、行、活”，以行气活血调经为治则，使经血能顺利外排。常于经前及月经第1~5天口服胡玉荃教授经验方“通胞调经合剂”（院内制剂），加血府逐瘀胶囊或少腹逐瘀胶囊，可以红糖水送服。如合并痛经、经量少等，还可加适量黄酒同服，以增强活血止痛之力。

经后期（月经第6~12天）：此期为阴血的恢复和滋长期。肾藏精，精生血，血化精，精血同源，是月经的物质基础；肾精所化之气名肾气，主宰着天癸的至与竭。胞宫在肾气作用下，可以逐渐达到精血充盈，为经间期“的候”时的孕育准备良好的物质条件。所以胡玉荃教授认为此期治疗当以补肾滋阴为主，常用生地黄、熟地黄、当归、枸杞子、女贞子、桑椹、黄精、首乌、山萸肉等药，促进卵泡发育，稍加仙茅、淫羊藿、巴戟天、菟丝子等补肾阳，取“阳中求阴”之意。正如《景岳全书》谓“善补阴者，必于阳中求阴，则阴得阳升而泉源不竭”。

排卵期（月经第12~16天）：此期肾之阴精进一步充实，并在肾阳作用下进行转化，即阴阳交替，重阴转阳的“的候”阶段，是调整周期的关键。常用补肾阳药如仙茅、淫羊藿、巴戟天、沙苑子等，加当归、赤芍、川芎、丹参、鸡血藤、凌霄花、郁金、路路通、皂角刺等活血通络之品，以促使发育成熟的卵泡发生排卵。

排卵后期（月经第17~25天）：此期是黄体成熟阶段，阴充阳长，肾阳之气渐旺。治宜补肾温阳、益养冲任，以促黄体成熟，为胎孕或下次经潮奠定良好的物质基础。常用仙茅、淫羊藿、菟丝子、覆盆子、巴戟天、肉苁蓉、紫河车等补肾阳，稍佐生地黄、熟地黄、山萸肉、枸杞子等滋阴，取“阴中求阳”之意。正如《景岳全书》所说“善补阳者，必于阴中求阳，则阳得阴助而生化无穷”。

## 一、崩漏论治

崩漏是指经血非时暴下不止或淋漓不尽，是月经周期、经期及经量出现异常的疾病。“崩”首见于《素问·阴阳别论》“阴虚阳搏谓之崩”。“漏下”首见于《金匮要略·妇人杂病脉证并治》“妇人有漏下者，有半产后，因续下血都不绝者，有妊娠下血者”。《诸病源候论》云：“非时而下，淋漓不断，谓之漏下……忽然暴下，谓之崩中。”出血量多，来势急猛的称崩，又称崩中；出血量少淋漓不净的称漏下，又称经漏。崩与漏常互为因果，相互转化，“崩为漏之甚，漏为崩之渐”，即血崩日久，气血耗损渐而成漏，久漏不止，病势渐进而成崩，二者常常概称为崩漏。本病可发生于妇女各年龄阶段，大致相当于西医的无排卵型异常子宫出血，是妇科临床的常见病及危重症，常引起不孕，因出血量多或日久又常合并贫血、继发感染。

1.病因病机

该病总体病因为虚、热、瘀，关乎肾、肝、脾，病机为冲任不固。胡玉荃教授认为崩漏之病以青春期、围绝经期较为多见，育龄期也为数不少。“冲任之本在肾”“经水出诸肾”，若青春期肾气未盛，天癸初至尚不稳定，或围绝经期肾气渐衰，或育龄期多孕多产反复宫腔手术损伤胞宫和肾气，肾虚则封藏失职，冲任不固，胞宫不能按时藏泻，经血妄行非时。“女子以肝为先天”，肝藏血，主疏泄，若情志不舒，学习、生活或工作压力过大，可使肝气郁结，精血暗耗，气郁化火，扰动血海，冲任不宁而经血妄行。肝郁又可横戕脾胃，思虑过度也可伤脾，脾伤则统血失职，血不循经而非时妄行；或脾失运化，湿邪内生，与肝热相合，湿热下注，蕴于下焦血分，迫经妄行不止。崩漏之病往往病程日久，损血耗气，致气血两虚、气阴两虚、阴阳俱虚，或复感邪气，或离经之血蓄久为瘀，故常因果相干，多虚多瘀，虚实夹杂，反复难愈。故认为临床上本病以肾气虚、脾气虚、肝火、相火、湿热、胞宫瘀滞最多见，且常兼夹而非独现。概而言之，崩漏病因虚、热、瘀多见，主要涉及肾、肝、脾，病机为冲任不固，经血失于约束。

### 2. 治法

明代方约之在《丹溪心法附余》中提出治疗崩漏的三大治则，即“初用止血以塞其流，中用清热凉血以澄其源，末用补血以复其旧”，又指出“若只塞其流而不澄其源，则滔天之势不能遏；若只澄其源而不复其旧，则孤孑之阳无以立。故本末无遗，前后不紊，方可言治也”，至今对临床治疗崩漏有重要的指导意义。

胡玉荃教授在临床上遵古而不泥古，主张治疗崩漏重在辨证施治，分阶段治疗，并非一法一方所能概之。应分清缓急，在标本同治之中有所侧重，并将三法有机地结合起来，我中有你，你中有我，而“调周”贯串于治疗过程的始终，是治疗的最终目标。若出血量多势危或贫血严重，还应配合西医治疗和抢救措施。

### 3. 注意事项

治疗总以中医辨证为先，根据虚、瘀、热的轻重主次和兼夹情况，灵活运用益气补肾、祛瘀止血、清热凉血等治法，选方用药和配伍注意处理好气与血、活与止、温与清等的关系。切不可不分状况，见血即止。在辨证的基础上，常参考B超所示子宫内膜厚度，采用先“止”为主或先“活”为主的治疗方案。若内膜厚度小于5mm，一般先以止血固冲为主；若内膜厚度大于7mm，一般先活血化瘀，使胞宫瘀滞外排后再行止血之法；若内膜过厚，大于10mm，为防内膜脱落时出血过多，应益气固冲与祛瘀同用，且注意勿用破血之药，可适当选用祛瘀又止血之品。当然，诊治的核心依据还是中医辨证体系，B超只能作为辨证诊断和用药的参考，不可拘泥。结合女性年龄特点，青春期崩漏以补肾固冲为主，育龄期崩漏注重清肝祛瘀，围绝经期崩漏应滋阴清热固冲。当然还应结合个体情况审因论治。本病病程长，证情复杂，医生和患者都需要有足够的耐心和信心，所以在药物治疗的同时要注意开导患者，使其树立信心，并在饮食、情绪、劳逸等方面正确调节，积极配合治疗。这也是中医整体观念的一种体现。

#### 4. 胡玉荃教授点评

胡玉荃教授强调，治疗疾病并不是药物的简单堆积，而应该以辨证为前提，合理遣方用药，精心配伍，主次分明，方能体现辨证论治的主旨，取得预期疗效。另外，还应重视药物炮制对功效的影响，尽量选用通过适当炮制使止血作用加强，又不影响自身功效的中药，如黑杜仲补肾止血，黑白芍、焦熟地养血止血，焦生地、牡丹皮炭凉血止血，川楝子炭清泻肝火而止血，红花炭、茜草炭祛瘀止血，金银花炭清热解毒又止血等，一举两得，也是中医药特色的体现。

## 二、痛经论治

痛经分为原发性痛经和继发性痛经。原发性痛经是指生殖器官无盆腔器质性病变的痛经，占痛经的90%以上，青春期多见，常发生于初潮后的几年内；继发性痛经是指盆腔器质性疾病如子宫内膜异位症、子宫腺肌病、黏膜下子宫肌瘤、盆腔炎、宫腔粘连等引起的痛经，其中以子宫内膜异位症最常见。痛经严重者可放射至大腿内侧，伴有恶心、呕吐、腹泻、头晕、乏力、身发寒热等症状，影响患者正常的生活和工作，使其生活质量严重降低。

1. 病因病机

痛经多因于“瘀”，寒凝血瘀最常见。胡玉荃教授认为痛经的发生虽有寒热虚实之不同，然均离不开“瘀”，“瘀”是痛经发生的病机关键。因为胞宫为“奇恒之腑”，有藏有泄，周而复始，故月经以按期宣泄为顺。经期前后血海先盈后虚，正值冲任二脉气血的生理变化急骤之时，若瘀血阻滞胞宫胞脉，经血不得畅下，“不通则痛”；或新血不得归经，“不荣而痛”。瘀之形成，或因气滞，或因寒凝，或因湿热，或因气虚，临床以寒凝血瘀最为常见。《傅青主女科》说：“夫寒湿乃邪气也，妇人有冲任之脉居于下焦……经水由二经而外出，两相争而作疼痛。”很多患者有经前、经期受凉淋雨或贪凉饮冷等感寒史也从侧面印证了寒邪致病在痛经发病中的重要性。

2. 治法

（1）痛经治宜活、行、温、通：因痛经发病总不离乎“瘀”，而血赖气行，且“热则流通，寒则凝塞，通则不痛，痛则不通”。所以治疗痛经宜活血行气、温经通络。同时，痛经“夹虚者多，全实者少”，多虚实夹杂，治疗应兼顾标本虚实，并且在不同阶段采取不同的治疗原则。痛经发作时，患者疼痛剧烈，甚至冷汗淋漓、四肢厥冷、晕厥，“急则治标”，宜温经散寒、缓急止痛为主；经后血海空虚，则以益气养血、温肾健脾、调补冲任为主。

（2）痛经治疗重在经前：除了平时辨证求因治本外，痛经治疗要掌握恰当时机，关键在经前用药。因为经前 5~7 天为阴血下注血海之机，此时血海满盈将泄，血最易壅滞而阻塞胞脉，“不通则痛”；另外，经前也是胞宫瘀滞将随经血外排的有利时机。由于“血得温则行”“通则不痛”，故应抓住时机，于经前活血化瘀、温经通络，因势利导，使胞宫胞脉瘀滞顺利消散并外排，而达到止痛之效。临床实践证明，经前治疗痛经可达到事半功倍的疗效。所以说“痛经治疗重在经前”。

### 3. 经验方

胡玉荃教授验方“经痛舒”由蒲黄、五灵脂、桃仁、红花、川牛膝、牡丹皮、乌药、香附、西茴、败酱草、炒薏苡仁、黄芪、茺蔚子、甘草组成，功能活血化瘀、温经止痛。自经前 5~7 天开始服药，至经来后 3 天止；经期以黄酒和红糖水送服中药，并注意保暖，保持心情舒畅，忌食生冷辛辣刺激之品。方中失笑散、桃仁、红花活血祛瘀止痛，能“去血中之滞”；乌药、香附、西茴行气散寒止痛，“气行则血行”；茺蔚子、川牛膝逐瘀调经，后者又能引血下行，给瘀滞之血以出路；牡丹皮、败酱草凉血化瘀清热，使瘀滞散而血中蕴热得除；黄芪补气行血，防诸药伤正；炒薏苡仁健脾清热利湿，使脾气健而湿热除，血脉通畅；红糖性温能活，黄酒活血脉、行药力、化瘀血而加强活血止痛之力。全方配伍得当，药少力专，功能活血行气、通经止痛，独特的服药方法也充分体现了中医特色。药理实验研究表明，活血化瘀药能改善血液循环，起到镇痛消炎的作用；川牛膝还能扩张宫口，使经血顺利外排；败酱草、白花蛇舌草、白头翁等清热解毒药有抗菌消炎、镇痛镇静作用，虽性寒但加入大队温药中主要取其镇痛作用而制约了其寒凉之性。所以本方不管对少女功能性痛经还是育龄期女性子宫内膜异位症或盆腔炎引起的继发性痛经，均疗效甚佳。

若肝郁气滞，伴胸胁乳房胀闷者，加川楝子、郁金、荔枝核；腹胀不舒加延胡索、广木香；寒甚小腹发凉者加吴茱萸、官桂、艾叶；肾阳虚腰膝酸软、小便清长者加巴戟天、淫羊藿；中气虚小腹下坠者加党参；血虚头晕者加阿胶、当归、鸡血藤；肾虚腰痛者加杜仲、川断、狗脊；湿热内盛，平时带下色黄者加重楼、白头翁；月经提前者加金银花、公英、败酱草、白花蛇舌草；小腹痉挛性疼痛伴恶心呕吐者加地龙通络解痉，加姜半夏温中降逆止呕；胃脘疼痛加砂仁、炒白芍、甘草理气缓急止痛；月经量多加炮姜、三七温经化瘀止血。

## 三、闭经论治

闭经指年逾16周岁，第二性征已发育，月经尚未来潮，或正常月经建立后月经停闭超过3个周期或停闭时间超过6个月者。前者称为原发性闭经，后者称为继发性闭经。本病是许多疾病的临床症状，治疗棘手，是妇科疑难病症之一。

目前西医主要采取激素治疗，有一定的副作用，且往往停药即复发，许多患者对此产生恐惧和忧虑，谈“激素”色变，转而寻求中医施治。中医学称本病为“月水不通”“月事不来”“不月”等。胡玉荃教授在中医药治疗本病方面积累了丰富的经验，疗效稳定而持久，且无副作用。

1. 病因病机

病变关乎肾、肝、脾，肾虚血少、冲任不调是主要病机。胡玉荃教授认为本病病因病机复杂，虚实并见，虚多实少。虚者多为禀赋素弱，先天肾气不足，或后天孕产频繁，反复手术使肾气受损，冲任虚少，血海空虚，无血可下；或后天失养，节食减肥，血化无源；或长期思虑劳神，精血暗耗，血海日涸；实者多由学习、工作、生活压力繁重或突然的精神刺激，致肝气郁结，疏泄失常，血不得下达冲任胞宫；或经期感寒，寒凝血闭；或脾虚失运，过食肥甘厚味，痰湿内生，阻滞血脉，使冲任不通。由此可见，闭经与肾、肝、脾三脏关系密切，无论是肾气亏虚，肾精匮乏，还是脾虚血少，肝血不足，抑或肝气郁结，痰湿寒凝，最终都是因为影响了冲任的充盛和通畅才导致经闭不行的，而“冲任之本在肾”，且“经水出诸肾”，故肾虚血少、冲任不调又是导致闭经的根本病机。

2. 治法

（1）治疗重在养血补肾、调补冲任：胡玉荃教授认为闭经虚多实少，治疗应重在养血补肾、调补冲任，以充化源，佐以活血理气通经，正所谓“以补为通”。也正如《景岳全书·妇人规》中所言：“欲其不枯，无如养营，欲以通之，无如充之。但使雪消而春水自来，血盈则经脉自至。”治疗过程中应注意“勿以通经见血为快”，切不可一见闭经之证，即滥用攻下通利之法，以免重伤气血，犯虚虚之戒；也不可滥补而过于滋腻，使脾胃受伤或肾阳被遏。治疗时还要注意遵循女性周期性的生理特点，分阶段用药。

（2）参考B超，灵活运用通、补之法：临证时胡玉荃教授强调“中医为体，西医为用”，常结合B超了解子宫内膜情况，将内膜的厚薄及其所处阶段作为辨证用药的参考。一般来讲，若内膜小于5cm，不可强攻，宜“养”为主，稍佐活血理气；若内膜大于8cm，可“通”为主、“养”为辅；若内膜介于两者之间，可在养的基础上适当增加祛瘀通经之力，养活并重。当然，绝不可拘泥应用，生搬硬套，仍当以中医辨证为先。

### 3. 注意事项

胡玉荃教授认为，闭经一病病程长，病情复杂，属妇科疑难病和慢性病，治疗难取速效，往往需要较长的疗程，医生和患者都要有长期治疗的准备和信心，同时针对常见病因正确调护，对预防和治疗闭经有着重要的辅助作用。①注意计划生育，避免非意愿妊娠造成多次手术而屡伤肾气胞宫。②注意劳逸结合，合理安排工作、学习和生活，起居规律，防止精血暗耗。③注意情绪的自我调节，避免长期精神心理压力过大，情志太过或不及，影响肝之疏泄，致肝气郁结。

④饮食清淡，勿过食肥甘生冷辛热之品，以免痰湿、湿热内生，阻隔脉道，气血不畅。⑤注意经期卫生，勿涉水淋雨，注意保暖，以免寒邪凝滞血脉，血涩不行。



## 四、绝经前后诸证论治

妇女一般在“七七”之年月经终止，称为“绝经”。部分女性在绝经前后出现一些与绝经有关的证候，如眩晕耳鸣、烘热汗出、心悸失眠、烦躁易怒、潮热、月经紊乱、情志不宁等，称为“绝经前后诸证”，亦称“经断前后诸证”。西医主要采用雌激素替代疗法，虽可明显改善临床症状，但长期应用有诱发妇科恶性肿瘤的隐忧，特别是有肿瘤家族史的高危人群，往往惧怕激素的不良反应而寻求中医药治疗。

### 1. 病因病机

“真阴亏少”是病机根本，“阳亢火旺”是病机关键。胡玉荃教授认为，临近绝经女性本就肾中阴津日亏，冲任逐渐衰少，天癸日益枯竭，加之经历了经、孕、产、乳等生理活动而“数脱血也”，“血不足而气有余”，还常常承受着工作、家庭及社会的多重压力，若失于调养，往往使精血暗耗而更亏，肾中真阴衰竭，阴不涵阳，水难济火，致阳亢火旺。所以胡教授认为围绝经期虽阴阳俱衰，然以“真阴亏少”为病机根本，“阳亢火旺”是病机关键。

2. 治法

治疗重在填补真阴、平衡阴阳。治疗上应“谨察阴阳所在而调之，以平为期”。宜标本同治，一方面应“补其不足”，重在填补真阴、益精养血，所谓“壮水之主，以制阳光”，使阴阳能达到低水平的相对平衡；另一方面应“损其有余”，辅以抑阳清火之品以治其标，使上亢之阳归入阴中，阴阳和调而诸证得愈。

3. 经验方

“安坤汤”由生地黄、熟地黄、山茱萸、女贞子、当归、杭白芍、生龙牡、珍珠母、石决明、牡丹皮、栀子、酸枣仁、合欢皮、鸡血藤、甘草组成，功能滋阴养血、平肝潜阳、清心安神。方中女贞子、山茱萸滋补肝肾真阴；熟地黄、当归、白芍补血填精、养阴柔肝；生地黄、牡丹皮养阴凉血，泻阴中之火；珍珠母、石决明、生龙牡平肝潜阳镇惊，使上亢之阳下潜入阴；栀子泻火除烦，酸枣仁养心安神，合欢皮解郁安神；鸡血藤既养血又行血，引药达病所，并防补药滋腻碍血；甘草调和诸药。全方配伍得当，补泻并行，清养俱施，育阴镇潜共用，标本同治，切合病机。临床加减治疗经断前后出现的诸种不适症状效果显著，尤其对改善头痛目胀、烦躁失眠、情绪不稳等症状起效快捷。若肝郁甚，胸胁胀闷者，加广郁金、香附；肝经火热，眼目胀痛者，加夏枯草、青葙子；眠差多梦者，加夜交藤；头目眩晕者，加钩藤、天麻；烘热汗多者，加浮小麦、煅龙牡；潮热盗汗者，加地骨皮、知母；耳鸣者，加磁石、蝉蜕；抑郁寡言、悲伤欲哭者，加百合、石菖蒲；口苦烦躁者，加黄芩、夏枯草；心悸不安者，加远志、五味子；身目肿胀者加玉米须、茯苓；血压偏高者加丹参、杜仲、牛膝；大便干结者加柏子仁、炒决明子；便溏者生地黄减量，加山药、白术。

#### 4. 注意事项

重视心药并治和提前预防。由于本病与精神情绪密切相关，常因情志因素诱发或加重，胡教授特别重视心药并治。药物治疗的同时，注意对患者进行心理干预，引导其自我调节情绪，培养爱好，适当运动，交友沟通，取得家属的理解和配合，以利于康复。“上工治未病”，提前预防本病的发生更为重要。一方面应加大妇女保健的普及宣传力度，使近绝经女性正确认识这一生理时期，并且从“五七”“六七”之年就要开始注意固护阴精，遵循健康的生活饮食习惯，保持平和的心态，避免过劳熬夜和嗜食辛热而使阴精日损，阳亢火旺，致生本病。另一方面可以通过中药调理预培其损，及时纠正阴阳失调，执和致平，防患于未然，使女性能够平稳度过这一生理波动时期。

### 五、多囊卵巢综合征论治

多囊卵巢综合征是以月经稀发或闭经或不规则出血为主要临床表现，伴有高雄激素血症或超声下多囊样改变的生殖内分泌代谢性疾病，是妇科常见病，也是疑难病。依其临床表现，多囊卵巢综合征可散见于中医的“闭经”“月经后期”“不孕”“崩漏”等病中。

1. 病因病机

胡玉荃教授认为，本病多发生于青春期和育龄期女性，青春期肾虚多见，育龄期肝郁常有，正如刘完素在《素问病机气宜保命集》中所说：“妇人童幼天癸未行之间，皆属少阴；天癸既行，皆从厥阴论之……”肾藏精，主生殖，“冲任之本在肾”，任通冲盛则月事以时下；肝藏血，主疏泄，主宰着胞宫的藏泻和月经的潮止；然脾胃为后天之本、气血生化之源、水湿运化关键，关系着冲任化源及畅通。所以本病主责肾、肝、脾和冲任，临床常兼见并存，需分清主次轻重。

青春期肾气初盛，天癸初至，冲任尚未充盛，生殖轴最易受环境、饮食、情绪、压力等干扰而致月经失调。若禀赋不足，肾气虚弱，致冲任衰少；或长期熬夜，睡眠不足，精血暗耗；或过度节食、过度运动，耗伤气血或气血生化乏源；或过食肥甘厚味，贪恋快餐膨化食品，不节辛辣刺激之物，使身体过于肥胖，痰湿内阻，阻碍血行，痰瘀互结，冲任气血阻滞，难以按时达于胞宫；或学习压力过大，心理过于敏感，使肝气郁结，疏泄失常，均可致月经愆期。

若青春期未及时正确治疗，冲任气血失调逐渐加重，往往延续至生育期。育龄期本就是女性工作、学习、生活等各种压力繁重和交织的时期，事多烦扰，思虑较多，容易出现情绪波动，肝气郁结，再加上经、孕、产、乳等生理过程使阴血屡耗，气有余而更易郁滞，正如《灵枢·五音五味》说：

“妇人之生，有余于气，不足于血，以其数脱血也。”肝郁克脾，脾失健运，也可致痰湿内停，与瘀血互相影响，壅塞脂膜，阻滞胞脉，使阴血不能按时下达胞宫，而致月经延后、量少，甚则闭经。此外，房劳过度、频繁的宫腔手术、不良的生活方式也是造成肝肾虚损、精血匮乏、痰瘀互结的常见原因。

综上所述，本病病因有虚实两个方面。虚者，主要由于禀赋不足，肾气亏虚，肾精肝血亏少，使冲任血海干涸，胞宫无血可下；实者，以肝气郁结，痰瘀冲任，胞脉阻滞最为常见。由于本病一般病程较久，阴血日亏可致虚热内生，气郁可化火，瘀久可化热，痰阻湿蕴久而生热，所以本病往往兼有不同程度的热象，热之产生又可进一步耗灼阴津精血，形成恶性循环，使病情更为复杂和难治。

### 2. 治法

胡玉荃教授认为，本病以闭经、月经稀发为主要表现，而肾藏精，精生血，精血是月经产生的来源，所以治疗的关键在于补肾填精。“女子以肝为先天”，肝藏血，主疏泄，体阴而用阳，主宰着气机的条达和血液的蓄溢调节，是月经能够循时而下的关键，故治疗本病疏肝养血之法也必不可少。“冲为血海”“任司精血津液”“冲任之本在肾”“肝肾同源”，故补肾即所以益冲任，疏肝即所以调冲任，补肾养血疏肝是治疗本病的主要法则。

3. 经验方

（1）肝肾亏虚型：补肾填精方（胡教授经验方）

组成：当归、川芎、鸡血藤、益母草、生地黄、熟地黄、菟丝子、黄精、山茱萸、女贞子、紫河车、甘草。

方义分析：方中生地黄、熟地黄、山茱萸、菟丝子、黄精、紫河车滋阴补肾，阴阳双补，使肾精肾气充沛，经血有源；当归、川芎、鸡血藤、益母草养血活血，香附行气活血，使冲任通畅而经血得下；甘草调和诸药。全方滋、通共行，养、活并举，共使冲任充，胞脉通，经血源盛而畅行。

（2）肾虚肝郁型：益肾舒肝饮

组成：生地黄、熟地黄、山茱萸、女贞子、菟丝子、沙苑子、当归、杭白芍、丹参、柴胡、鸡血藤、香附、益母草、制首乌、路路通、刘寄奴、甘草。

方义分析：方中熟地黄、当归、白芍、鸡血藤养血柔肝、活血调经；生地黄、菟丝子、沙苑子、制首乌、山茱萸、女贞子益阴补肾；香附、柴胡疏肝理气，助其疏泄；益母草、丹参、路路通、刘寄奴活血祛瘀调经；甘草调和诸药。全方滋肾水、养肝血、疏肝气、调冲任，使经血源充，血脉通畅，月事循时。

（3）痰湿阻闭型：化痰调经方

组成：茯苓、白芥子、陈皮、菟丝子、香附、当归、鸡血藤、川芎、丹参、赤芍、凌霄花、焦山楂、郁金、桑椹。

方义分析：陈皮、茯苓健脾理气化痰，利湿而不伤阴；白芥子善化痰涎，皮里膜外之痰无不消去，又不损耗肺、胃、肝、心之气，共为君药；香附、郁金疏肝解郁，抑木扶土，以行痰滞；当归、川芎、赤芍、丹参、鸡血藤养血活血调经；益母草、凌霄花祛瘀通经；共为臣药，通调冲任；菟丝子、桑椹补肾益精，以充化源，药理研究发现还有降糖降脂作用；山楂祛腐生新消脂，共行佐使之职。全方化痰、行气、活血、祛瘀、益肾养血，使痰瘀消散，冲任通畅，经血畅下。

加减：若面部出现痤疮者，加大青叶、白术；若属于痰热阻闭者，去白芥子，加天竺黄。

（4）冲任瘀阻型：通胞消瘕合剂（胡玉荃主创的院内制剂）

组成：党参、黄芪、杜仲、巴戟天、金银花、连翘、败酱草、炒薏苡仁、白头翁、鳖甲、延胡索、甘草。

方义分析：党参、黄芪益气健脾以生血行血；杜仲、巴戟天调补冲任、固肾止带；鳖甲滋阴软坚、散结消癥；延胡索活血行气止痛,《本草纲目》言其“善治一身上下诸痛”；金银花、连翘、败酱草、白头翁共奏清热解毒、利湿祛瘀之功；甘草调和诸药。全方健脾固肾、清热利湿、理气消癥，且补正不留邪，祛邪不伤正，能使热清湿去、瘀消结散，正气得复，气血和顺而诸症得消。

#### 4. 注意事项

病久多瘀，冲任阻滞，临证还需视情况适当加入活血化瘀、调理冲任之品，使血结得散、气机得通，冲任得畅而经血得下。在益肾养血、疏肝活血的基础上，根据兼夹症状，又需适当佐以健脾益气、化痰除湿、清热解毒、活血利水等中药，但要注意主次分明，合理配伍，俾使邪去正复，冲任气血调畅，月经方能循期。

此外，临证还应按照正常月经周期的生理变化特点，分阶段辨证治疗，以恢复正常月经周期为最终目标。行经期注重经血下行，以气血运行顺畅为要，在辨证论治的基础上选用胡玉荃教授经验方通胞调经合剂，利于经血排出；经后期滋阴养血，方药选用“生地黄、熟地黄、当归、枸杞子、女贞子、桑葚、黄精、何首乌、山茱萸”，促进卵泡发育成熟和子宫内膜修复；经间期注重重阴转阳，方药选用“仙茅、淫羊藿、巴戟天、沙苑子、当归、赤芍、川芎、丹参、鸡血藤、凌霄花、郁金、路路通、皂角刺”，促进排卵；经前期注重补肾助阳，方药选用“仙茅、淫羊藿、菟丝子、覆盆子、巴戟天、肉苁蓉、紫河车、生地黄、熟地黄、山茱萸、枸杞子”，维持黄体功能。

## 第二节　妊娠病论治——孕前预培其损，孕后析因论治

胎漏、胎动不安和滑胎是最常见的妊娠病。妊娠期阴道少量出血，时下时止，或淋漓不断，而无腰酸腹痛者，称为“胎漏”；若先感胎动下坠，腰酸腹痛或坠胀不适，或阴道少量流血者，称为“胎动不安”。胎漏、胎动不安相当于西医的

"先兆流产"。"滑胎"指堕胎或小产连续发生 3 次以上，相当于西医学的"习惯性流产"或"复发性流产"。



## 一、胎漏、胎动不安论治

### 1. 病因病机

肾虚为病机核心，阴虚血热为动胎常因。胡玉荃教授认为本病虽有肾虚、血热、气血不足、跌仆瘀血等不同原因，但临床诸因往往兼见而并非独现，其中又以肾虚为病机的基础和核心。因肾主生殖，为冲任之本，"冲为血海""任主胞胎""胞络者系于肾"。故肾气充盛则胞络能够提摄胎元，肾精充足则胎有所养而强壮。反之，肾气虚损则冲任不固，胎失所系；肾精匮乏则冲任血少，胎元失养而易堕。在肾虚的基础上，以阴虚血热最常兼见。因为孕后阴血聚于冲任以养胎，使机体处于阴血偏虚、阳气偏亢的生理状态。肝藏血，主疏泄，体阴而用阳，此类患者又往往精神紧张，过于忧虑，使肝气易郁，气郁化火，加重内热。热伤血络，扰动胎元而使其不安。综上，肾以载胎，血以养胎，热以动胎，故本病以肾虚兼血热血虚最为多见。

### 2. 治法

固肾是安胎之本，清热养血为安胎之要。胡玉荃教授综合前人认识，结合自己多年诊治经验，认为固肾是安胎之本，养血是安胎之基，清热是固胎之要。固肾安胎、清热养血是临床最常用的治法。

3. 经验方

“安胎饮”即是胡玉荃教授据此法精心筛选组方，并经临床反复验证的经验方。经适当加减或药量变化，可用于本病各型的安胎治疗。“安胎饮”由菟丝子、川断、桑寄生、阿胶珠、焦生地、焦熟地、白芍、桑椹、黑杜仲、墨旱莲、炒黄芩、白术、百合、藕节炭、砂仁、甘草组成。方中寿胎丸补肾固冲以安胎；黑杜仲补肾安胎又止血；焦生地、焦熟地养阴清热、补血止血而不滋腻；黑白芍养血收敛而止血；桑椹子、百合滋阴补血、养胎育胎，百合又能清心安神，缓解患者的焦虑恐惧心理；黄芩、白术为安胎圣药，黄芩炒用清热安胎，止血而不寒，白术健脾益气安胎；墨旱莲、藕节炭凉血止血；砂仁既安胎，又顾护胃气，防他药滋腻之弊；甘草调和诸药，与白芍相合又能缓急止痛，防胎元殒堕。全方固肾养血、清热养阴、止血安胎，使肾强而胎元稳固，热清而冲任安定。该方不但能固摄胎元，更重要的是能养血益精，促进胚胎正常发育，利于优生。若下血量多色鲜，用黑白芍，黄芩炭，并可加仙鹤草、海螵蛸加强止血功效；小腹下坠明显，可少佐参、芪；腹痛腹胀，可加苏梗、陈皮理气健脾安胎；脾虚泄泻者，加党参、山药，加重白术用量；心肝火旺，心烦易怒，加黑山栀泻三焦之火；眠差多梦，加酸枣仁养心安神；心悸口干，加麦冬、五味子；大便干结，加柏子仁、炒决明子养血润肠；抗心磷脂抗体阳性，或内有瘀滞，舌质暗，有瘀点瘀斑，可酌加少量丹参、川芎、益母草。

#### 4. 注意事项

正确的调护对保胎效果和预后很重要。患者要注意卧床休息，心情放松，饮食忌辛热生冷，禁房事。另外，要注意选择保胎适应证，排除宫外孕，动态观察血 β-HCG，孕酮、B 超及病情变化，切勿盲目保胎。

### 二、滑胎论治

#### 1. 病因病机

滑胎肾虚为主，兼有肝郁脾弱。胡玉荃教授认为，因“肾主生殖”，且“胞络者系于肾”，又“冲为血海”“任主胞胎”，而“冲任之本在肾”，胚胎的正常形成和发育主要赖于肾气和冲任气血的充盛；屡孕屡堕，生育愿望迫切，长期的精神和心理压力使患者肝郁不舒，失于疏泄，所藏之血难达胞宫胞脉以养胎元；思虑伤脾，肝郁犯脾，使中焦运化失职，气血生化乏源，无以摄养胚胎而使胎元停育易堕。所以滑胎的发生，肾虚是根本，又常兼肝郁、脾弱。

#### 2. 治法

重在查因和再孕前调治，再孕后尽早安胎治疗。胡玉荃教授主张流产后应及时查因和调治，依据“治未病”的理念，“预培其损”，以纠正体内失调状态，为下次妊娠打好基础。调治之法，总以益肾健脾、舒肝养血、调补冲任为则，使肾气足、气血旺、冲任调而能摄精成孕，并能养胎育胎系胎，使胎元安固。建议流产后至少 3 个月至半年后考虑再次受孕为宜。一旦妊娠应尽早给予预防性的保胎治疗，保胎之法，参照“胎漏、胎动不安”部分，治疗期限至少要超过以往滑胎月份。

3. 注意事项

注重心理调治。滑胎患者流产次数越多，心理负担越重，往往从得知自己再怀孕之日起，便产生恐惧心理，越接近前次流产时间越紧张。研究证明，当人的情绪长期处于紧张状态时，体内孕激素水平降低，胎盘发育不良，子宫也处于高敏感状态，轻微的刺激就可能引起子宫收缩，诱发流产。所以药物治疗的同时，胡玉荃教授特别注重心理疏导，使患者增强心理承受能力，出现先兆流产症状时，务必使患者稳定情绪，避免各种刺激，采用多种方法消除紧张、烦闷、恐惧心理，以利于保胎。

胡玉荃教授主张滑胎的治疗应始于非孕之时，“预培其损”才能取得良效。若受孕后出现胎漏、胎动不安征象时，再用药施治往往为时已晚。《景岳全书·妇人规》曰：“凡治堕胎者，必当察此养胎之源，而预培其损，保胎之法，无出于此。”胡玉荃教授提倡流产后应及时查因和调治，为下次妊娠打好基础。堕胎发生后 1 个月即应及时查找病因，并针对病因辨证调治，至少 3 个月至半年后考虑再次受孕为宜。调治之法，总以益肾健脾、调肝养血、消滞化瘀、调补冲任为则，使肾气足、气血旺、任调而能摄精成孕，孕后能养胎、育胎、系胎，使胎元安固。

在孕前调治的基础上，若再孕后应尽早保胎治疗，但在保胎之前，应该首先排除宫外孕，并注意动态观察胚胎情况，避免盲目保胎。治疗期限至少要超过以往流产的月份，且无胎漏、胎动不安征象，胚胎发育正常时，方可停药观察。若经诊断已无保胎价值者，当从速下胎，以免损害母体健康，影响身体恢复。

## 第三节　带下病论治——带下病辨治重湿、热

带下量明显增多，色、质、气味发生异常，伴有全身或局部症状者，称为带下病。临床以白带、黄带、赤带较为常见。

### 一、白带论治

#### 1. 病因病机

主要责之于脾虚、肾亏，任带不固。胡玉荃教授认为，临床所见白带病，多表现为带下量多、色白、质黏稠，如涕如唾，或质稀薄如水，无味或有腥秽气，而妇科检查及辅助检查无明显生殖系统器质性疾病。此类带下，常为素体脾虚或饮食劳倦伤脾，或情志不遂，肝旺乘脾，导致脾胃运化失

司，湿浊内生，流注下焦，伤及任带二脉所致。另外，也常与肾虚封藏失职，肾精滑脱，带脉不约有关。所以说，白带之病的病机主要为脾虚、肾亏，湿注任带，带脉不固。

2. 治法

治宜健脾益气、除湿止带为主。胡玉荃教授认为脾为湿浊产生之源，是带下病发生之关键。治疗上主张以健脾益气、除湿止带为主。由于带下病的最终病机转归为“任脉不固，带脉失约”，系封藏失职之患。而肾主封藏，与任带之脉关系密切，所以还应酌加固肾摄精止带之品，使脾健肾强，阴精得固而无带下之疾。

## 二、黄带论治

1. 病因病机

责之湿热湿毒蕴结胞宫胞脉，任带不固。胡玉荃教授认为黄带的发生多为外感湿毒，毒蕴化热；或肝郁脾虚，湿郁化热；或过食辛燥肥甘酒酪，胃肠湿热。湿热之邪熏蒸，胶结难分，流注下焦，蕴结胞宫胞脉，损伤任带，任带失固而成带下之病。

2. 治法

治疗上重在清热解毒、利湿止带。由于黄带主要因于湿热湿毒，故治疗黄带重在清热解毒利湿，热清毒消则湿邪易祛，湿利则热无所附。然湿热之产生，源于素体脾虚，或肝郁脾虚，脾运失职，湿从内生，郁而化热，或肝郁化火，与湿相合，而成湿热。所以在清热解毒利湿的同时还必须“澄其源”，健脾疏肝清肝，使脾气健运，湿无从生，肝气疏泄，郁火不起，杜绝湿热产生之源。此外，本病病位在下焦，湿热蕴于胞宫胞脉，易引动相火，甚则损伤络脉而致带下黄赤相兼。因而治疗上还应注意清下焦相火，使胞宫安宁，任带之脉得固。所以，胡玉荃教授主张治疗黄带一般以清热解毒除湿为主，但常辅以健脾利湿，或清肝利胆，或清泻相火之法，标本同治，并据标与本的主次轻重灵活变通。

## 三、赤带论治

### 1. 病因病机

责之肝火相火亢旺及脾虚湿蕴。胡玉荃教授认为，带下不离乎“湿”，赤属火，为血色，而肝藏血，脾统血且主运化，肾藏精，精血同源，故赤带之病主要与肝火、相火亢旺及脾虚湿蕴、肝肾阴虚相关，常为虚实夹杂之证。

### 2. 治法

治以清肝火、泻相火为主。胡玉荃教授治疗上主张虚实兼顾，一方面上清肝火、下泻相火，使血分安宁，一方面育阴养血使水能涵木，虚火得降；健脾益气使运化有常，湿浊不生。临证时要注意分清主次轻重，清火不宜过用苦寒，以免滞邪碍湿；补气扶正勿温燥，以免助热动血；养阴血勿过滋腻，以免影响脾胃运化；利湿不可过于通利而伤阴血。虽是任带不固，精血滑脱之病，亦不可一味收敛固涩，以免使邪气留恋，变证丛生。

## 第四节　产后病论治——产后病重视虚与瘀

从胎盘娩出至产妇全身各器官（除乳腺外）恢复至孕前状态的一段时期，称为产褥期，一般需要 6~8 周。临床以产后缺乳、产后身痛较为常见。

### 一、产后缺乳论治

产后哺乳期内，产妇乳汁甚少或全无者，称“缺乳”，又称“产后乳汁不行”。

#### 1. 病因病机

胡玉荃教授认为，乳房属足阳明胃经，乳头属足厥阴肝经。胃为多气多血之腑，脾胃乃气血生化之源，是乳汁化生的根本；肝体阴而用阳，主藏血，主疏泄，肝气调达，方能使乳汁正常分泌和输送。所以缺乳一病与肝胃两经关系密切，几乎都有血虚气弱的情况存在，即便有肝郁也常是兼证，因而虚多实少。

2.治法

治疗上补血滋阴为要。胡玉荃教授认为缺乳患者以“无乳可下”居多，所以治疗上应以补血滋阴为要，以资乳汁化生之源。然有形之血生于无形之气，《傅青主女科》云：“乳全赖气之力，以行血而化之也。”故胡教授订立养血益气、滋阴补液、理气通络之治疗大法。另外，需要指出的是，治疗缺乳宜尽早，最好在产后20天之内即开始。治疗越早，效果就越好。

3.经验方

“催乳方”由生地黄、熟地黄、阿胶珠、黄芪、党参（或太子参）、天花粉、当归、柴胡、穿山甲、王不留行、路路通、漏芦、鹿角霜、通草、桔梗、甘草组成。方中生地黄、熟地黄、阿胶珠养血滋阴；参芪益气，气旺则血生；花粉、当归养血增液，共资乳汁化源。柴胡理气疏肝、疏通乳络，与穿山甲、王不留行、路路通、漏芦、鹿角霜、通草共奏通络下乳之功；桔梗引药上行达于病所，甘草调和诸药。全方养血补气滋阴以充化源，疏肝理气通络以催乳下。若因于生气忿怒，乳房胀硬疼痛，加陈皮、广郁金、佛手、丝瓜络；乳房红肿硬结者，加蒲公英、夏枯草、牡丹皮；食欲欠佳者，加砂仁、鸡内金；腰酸膝冷者，加狗脊、杜仲等；自汗多者，加浮小麦敛汗；乳汁自溢者，适当增加补气药用量；大便干结者，加全瓜蒌、炒决明子润肠通便；若恶露未尽，加益母草祛瘀生新，以助子宫缩复，使恶露止，新血生，而利于生乳泌乳。

4. 注意事项

调护措施：①饮食宜高蛋白，易消化，荤素合理搭配，增加汤汁类食物，少食多餐。②养成良好的哺乳习惯，按需哺乳，让婴儿多吸吮，每次哺乳尽量吸空乳房，以更好地刺激泌乳。③家庭要创造良好温馨的环境，保证产妇充分休息，理解关心产妇，避免精神刺激。④采取正确的哺乳姿势，注意保暖，防止积乳。若乳房胀硬疼痛，可辅以按摩或热敷乳房，以疏通乳络，防止积乳成痈。

## 二、产后身痛（产后风中综合病）论治

产后身痛俗称“产后风”，临床表现为妇女在足月产、引产或流产后，因调护不慎，感受外邪而出现肢体或关节酸楚、疼痛、麻木、重着等症状。但化验、检查各项临床指标均正常，与痹证有别。常遇风寒加重。胡玉荃教授在数十年诊治产后身痛的过程中发现此类病人常合并多汗（自汗、盗汗），畏风寒，失眠多梦，情绪不稳，或低落，或哭闹无常，甚则引发心理障碍，出现抑郁、轻生等倾向，临床表现为一系列身心共患的症候群，胡玉荃教授将其命名为“产后风中综合病”。该病常迁延数月，甚或经年不愈，严重影响患者的身心健康，影响家庭和睦和社会稳定。目前西医针对该病主要是对症处理，疗效欠佳。胡玉荃教授从医近60年，在治疗本病方面有着丰富的经验，并且不断总结优化，化繁为简，形成

了稳定可靠的特色验方，命名为“产后济生除忧方”，临床效果显著。



### 1. 病因病机

病机多虚多瘀，本虚标实。胡玉荃教授认为产后身痛具备产后多虚多瘀的特点，其发病机理在于产后脏腑气血亏虚，产妇起居不慎，风寒湿等外邪乘虚而入，稽留关节、经络，使气血凝滞，阻滞经络，“不通而痛”；或筋脉失养，不荣而痛。气血虚弱是病之“本”，邪气瘀血留滞是病之“标”，属本虚而标实。

### 2. 治法

治疗宜扶正祛邪，标本兼顾，勿过发散。本病似痹证而不可简单以痹论治，治疗时要充分考虑产后“多虚多瘀”的特点，抓住主要矛盾，以益气养血为主，气足则血脉调畅，筋脉得养；气足则鼓邪有力，邪气得散。不能用大队的祛风湿药，如独活、羌活、秦艽等，也不可过用辛散发表之药，因“血汗同源”，过汗则阴血伤，不但正气更虚，也会使邪入更深，犯“虚虚之戒”。然邪气盘踞筋脉肌肉之间，单靠补益气血难以尽除，反易壅滞留寇。所以应在补气养血的基础上，加化瘀通络之品，稍佐祛风散寒化湿之药，使正气复，血脉通，邪气散而痛消病愈。

### 3. 经验方

胡老师在黄芪桂枝五物汤及多藤饮的基础上化裁总结出

的经验方“产后济生除忧方”由党参、黄芪、熟地黄、当归、川芎、阿胶珠、丹参、鸡血藤、丝瓜络、忍冬藤、络石藤、杜仲、寄生、防已、甘草组成。方中党参、黄芪大补元气，气足则血旺，气旺则能帅血；熟地黄、当归、阿胶珠、川芎养血又活血，共使血脉畅通，筋脉得养而止痛；杜仲、寄生补肾填精、强腰壮筋骨；丹参、鸡血藤活血通经；忍冬藤、防已、丝瓜络、络石藤祛风除湿、通络止痛；甘草调和诸药。全方扶正为主，祛邪为辅，补气与补血、活血、补肾结合，共成益气养血、补肾填精、活血通络、祛风止痛之良剂。若汗出多，伍用玉屏风散，或加煅龙牡、珍珠母、浮小麦等；头痛者加白芷、藁本；项背强急加伸筋草；腰痛加川断、狗脊；上肢痛加桂枝；下肢痛加怀牛膝、木瓜；足跟痛加盐黑豆、补骨脂；风胜加透骨草；湿盛加炒薏苡仁；寒盛加艾叶、巴戟天；恶露不畅者去白芍，加益母草；乳汁不足可酌加穿山甲、王不留行；大便干结者加炒决明子。

## 第五节　妇科杂病论治

### 一、通胞系列合剂的分阶段及内外合治

通胞系列合剂包括“通胞调经合剂”“通胞消瘕合剂”和“通胞化瘀灌肠合剂”，系胡玉荃教授治疗急慢性盆腔炎症的优选验方，采用经期和非经期分阶段及内外合治，对妇人腹

痛、带下病、痛经、不孕症等妇科杂病也有良好的疗效，制成本院制剂临床使用至今已 20 余年。



### （一）经期口服通胞调经合剂

组成：桃仁、土鳖虫、益母草、丹皮、黄芪、白花蛇舌草、巴戟天、重楼、白蔹、乌药、甘草等。（本院制剂）

胡玉荃教授认为经期血室正开，抵抗力降低，邪气易乘虚而入。同时盆腔充血，血液循环加速，也是祛邪消瘕的良好时机。通胞调经合剂能活血逐瘀、益气温肾、理气清热、调经止痛，因势利导，使寒散、湿利、热清，胞宫胞脉积聚之邪有出路，气通血活，瘀去痛消，而又不伤正气。由于其“温、活、行、补”的良好作用，还广泛用于痛经、月经不调、不孕症等的经期治疗，体现了中医的“辨证论治”“异病同治”特色。

方中桃仁、益母草、牡丹皮、土鳖虫活血祛瘀，使胞宫胞脉瘀滞得散并顺利外排；黄芪益气行血又摄血；巴戟天、乌药温肾暖宫、行气止痛；“瘀久化热”，故以白花蛇舌草、重楼、白蔹清热解毒而不寒，又制约他药温热之性，且药理研究此三味均有抗菌、抗炎、镇痛之效；甘草调和诸药。全方扶正祛邪并行，使气行血活，经血畅行，“通而不痛”。

### （二）非经期内外合治

#### 1. 内服通胞消瘕合剂

组成：党参、黄芪、杜仲、巴戟天、金银花、连翘、败

酱草、炒苡仁、鳖甲、延胡索、甘草等。（本院制剂）

非经期宜“求因治本”，此时血海空虚，胞门闭合，邪气瘀阻冲任，虚实夹杂。通胞消瘕合剂益气健脾补肾、清热利湿止带、理气消癥止痛。方中以党参、黄芪益气健脾以生血行血；杜仲、巴戟天调补冲任、固肾止带；鳖甲滋阴软坚、散结消癥；延胡索活血行气止痛；金银花、连翘、败酱草、白头翁、炒薏苡仁清热解毒、利湿祛瘀；甘草调和诸药。全方补正不留邪，祛邪不伤正，能使热清湿去，瘀通结散，正气得复，气血和顺，凡属湿、热、瘀、虚兼夹之证均可应用。

2. 通胞化瘀灌肠合剂保留灌肠

组成：蜀羊泉、山慈菇、昆布、海藻、黄连、槐米、肉桂等。（本院制剂）

非经期以通胞化瘀灌肠合剂保留灌肠，配合内服药治疗盆腔炎性疾病后遗症、盆腔炎性包块、陈旧性宫外孕包块、输卵管阻塞性不孕症、子宫内膜异位症、盆腔瘀血疼痛等，可大大提高疗效。该方能清热解毒除湿、消癥散结止痛。方中蜀羊泉、黄连清热解毒利湿；山慈菇、昆布、海藻软坚散结消肿；槐米性凉苦降，泄血分之热而使邪有出路；少许肉桂反佐，以防诸药过寒致腹泻，药物在直肠停留时间过短而影响疗效。通过直肠黏膜的渗透作用，借助温热刺激，使药物发挥作用，热清毒解，邪随大肠而去，并能改善盆腔血液循环，软化粘连，促进炎症吸收和包块消散。一般于每晚睡前取药液 100mL，隔水热浴后保留灌肠，连用 10~15 天。要求灌肠时侧卧位，药液温度 37~40℃，一次性灌肠管插入直肠的深度 10~15cm，缓慢推注，保留至少 2 小时以上。



## 二、不孕症论治

育龄妇女婚后未避孕、有正常性生活、同居两年未受孕者，称为不孕症。从未受孕者为“原发性不孕症”；若曾有受孕，两年内未避孕而不受孕者称为“继发性不孕症”。不孕常常是很多疾病的继发后果。对于不孕症的治疗，胡玉荃教授强调首辨病因的重要性。在明确病因的基础上，积极治疗原发病，辨病与辨证相结合，中医为体，西医为用，充分发挥中医药治疗特色，必要时多种治疗手段相结合。

### （一）排卵障碍性不孕症

此类不孕症临床最为常见，多表现为月经不调，如多囊卵巢综合征、功血、闭经等，治疗以建立正常周期，恢复排卵为目的，在辨证的基础上结合胡玉荃教授的“调周”法，必要时辅以西药促排卵。

### （二）输卵管炎症性不孕

胡玉荃教授认为此类不孕症的基本病机是正虚邪实，湿热邪毒内蕴，气血瘀滞。故治以扶正祛邪、化瘀通络为主。主要采取胡教授的通胞系列合剂综合疗法，多途径给药，配合适当运动，以及经后输卵管通液，必要时辅以腹腔镜手术探查和治疗。

## 三、陈旧性宫外孕论治

陈旧性宫外孕的主要症状是腹痛、阴道出血及盆腔包块等，也可无明显腹痛及出血而仅见包块，属中医“妊娠腹痛”“癥瘕”等范畴。

### （一）病因病机

主要为胞脉、少腹血瘀，兼虚夹热。胡玉荃教授认为，宫外孕的发生，常由于禀赋不足，肾气匮乏，胞脉、胞络曲细偏长，蠕动无力；或后天失养，脾气虚弱，失于健运，痰湿内生，阻滞胞络；或内伤七情，气机郁结，胞络失畅，均使孕卵运行受阻，不能正常运达胞宫，而在输卵管异常着床。此处冲任精血不足，胞脉薄弱，使孕卵发育受阻而易堕，或胞脉不能承载而破裂，均可致血溢脉外，离经之血蓄于胞脉和少腹，积久不散，则结而成癥，而为陈旧性宫外孕。可见，瘀血阻滞少腹和胞脉是本病的主要病机。“瘀久化热”；由于反复出血，又常出现气血两虚或气阴两虚；正气受损易致邪毒乘虚入侵，与瘀血搏结而蕴热。故本病“瘀”为主，又常兼虚夹热。

### （二）治法

治疗上宜虚实兼顾，内外合治。

1. 虚实兼顾

胡玉荃教授认为本病病机虽以少腹血瘀实证为主，然瘀之形成，常因气虚无力行血，故往往虚实夹杂并存，治疗上若一味消癥化瘀，则正气更伤，易生变证；若单扶正，因邪积日久，则力难克邪，还易壅滞邪气而使疾病迁延。所以，最宜虚实兼顾，以活血化瘀、消癥散结为主，辅以益气养血，使攻伐不伤正，扶正助消癥。

2. 内外合治

陈旧性宫外孕大多存在慢性盆腔及输卵管炎症，造成盆腔血液循环障碍，表现为子宫、输卵管、卵巢及周围组织增生、粘连、包裹等，形成不规则包块。单纯内服药物治疗，难以直达病所，从而影响疗效。因此，胡玉荃教授主张在中药内服活血化瘀、消癥散结的同时，配合中药保留灌肠，通过中药的局部渗透作用，深入病灶包块内部，改善循环，软化增生粘连，有如为内服药物打开一个通道，从而有利于药物达于病灶而发挥作用，使积血逐渐吸收，包块逐渐减小直至消失。内外合治，相得益彰，可以明显缩短疗程，提高疗效。

## （三）经验方

1. 内服方

陈旧性宫外孕病灶多已无活动性出血，而表现为瘀血包块，故治疗以破血逐瘀、消癥散结为原则。内服经验方由三棱、莪术、桃仁、丹参、赤芍、牡丹皮、夏枯草、天花粉、紫草、败酱草、黄芪、阿胶珠、甘草组成。三棱、莪术破血消积杀胚，桃仁、丹参活血祛瘀，共使瘀滞散而癥积消；"瘀久必化热"，故以牡丹皮、赤芍、紫草凉血祛瘀；夏枯草、天花粉杀胚清热消肿，败酱草清热祛瘀止痛，使瘀去热消，防止余血复动而反复出血；黄芪益气扶正，助行血之力；阿胶珠补血止血，甘草补气和中并调和诸药。全方力在祛瘀消癥，但活血不动血，破血不伤血，消积不伤正，使瘀化癥消结散，包块得除。若气虚神疲乏力者，加党参（或太子参）、白术；血虚面黄头晕者，加当归、熟地黄；夹热者加金银花、公英；腹痛、大便不畅者，加炒萝卜子、川军行气通腑；出血淋漓不断者，去丹参、赤芍，加蒲黄炭、茜草炭化瘀止血；腹胀不舒者，加川朴、广木香理气消胀；包块较大者，加鳖甲、牡蛎软坚散结。

**2. 保留灌肠方**

方由昆布、海藻、牡丹皮、黄连、白头翁、附子组成。每日 1 剂，浓煎至 100mL，每晚睡前保留灌肠。适应于陈旧性宫外孕、宫外孕保守治疗血 β-HCG 降至正常或血 β-HCG 较低无活动性内出血者，以及盆腔炎性包块等。方中昆布、海藻软坚散结，牡丹皮凉血化瘀，黄连、白头翁清热解毒，共使瘀化结散热清，能改善病灶周围的血液循环，软化增生粘连，促进包块消散。附子少许，辛散温通，走而不守，引药达于病所，又为反佐之用，防他药寒凉引起腹痛、腹泻而影响保留灌肠的效果。

## 第六节 “治未病”和养生调摄

### 一、宣传普及保健知识，增强妇女防护能力

胡玉荃教授认为医生虽以疗病为天职，但维护全民健康，指导防病强身是义不容辞的责任和义务。医院和科室应该积极开展专科防病保健知识的科普讲座，必要时进社区、下基层扩大宣传面，加大宣传力度，使广大女性朋友了解自身生理特点、卫生防护和节育避孕等知识及加强保健的重要性，自觉地提升自我防护能力。另外，在诊病疗病时也要对每一位患者不失时机地针对性地提出保健和调护建议，不厌其烦地宣传保健的必要性，使患者能真正重视自己的身体健康，而不是把治疗和保健割裂开来，过分看重药物的治疗作用而忽视保健的预防意义。

### 二、未病知防，扶持正气，杜绝病因

能做到未病知防并非易事，要求医生既要知“常”，又要知“变”。未病知防是建立在通晓人的生理功能、熟知疾病的发病规律的高度上的一种远见。在临证中，胡玉荃教授特别重视“女子以血为本”的生理特点，强调要顾护精血，扶持正气，以提高患者的抗病能力。胡玉荃教授将补血名方“四

物汤”作为治妇科病的基础方，而其绝大多数方药中均可见到“黄芪”这一补气要药，其“顾护精血，扶持正气”的意图，十分明显。同时，针对妇科病常见的发病原因给予预防，积极向患者宣教。如经期、产褥、出血期应预防外感、杜绝房事，防止外邪乘虚而入；产褥期避风寒措施不可太过，否则更致汗出，阴液再伤，体虚更甚；节制房事，否则易损精气，体质下降，百病由生；保持平和、快乐的心态，不然就会导致气机阻滞，易生痰瘀，变证百出。

## 三、流产及手术前后积极采取防治措施

许多妇产科疾病的发生都与多次流产密切相关，因为不管是手术流产还是药物流产，都是人为地终止妊娠，对生殖器官特别是子宫会造成一定的伤害。若流产前准备不足，流产时消毒不严，或流产后调护不慎，就可能发生感染、粘连、月经不调、痛经、异位妊娠、不孕等一系列的并发症或后遗症。胡玉荃教授曾在门诊做过较长期的调查，发现药流和月经不调特别是月经量少的发生之间有着密切的相关性。所以胡玉荃教授主张，首先要做好宣教，尽量减少不必要的流产。确需流产也要严格掌握适应证和禁忌证，并重视流产后的调护和常规预防性治疗。妇产科各种手术如宫腔操作、结扎、子宫及附件手术、生殖器邻近器官手术等，术后发生盆腔和腹腔粘连继而发生感染、异位妊娠、不孕症、盆腔疼痛等病的也不在少数。所以，胡玉荃教授常常批评临床中认为手术做完就万事大吉的现象，强调负责的医生应该预见某些治疗

措施可能带来的后果并根据情况采取相应的预防措施，不要等到不良后果发生时再治疗，往往会给患者带来不必要的伤害。



## 四、强调疾病治疗的连续性

胡玉荃教授认为对每一种疾病，从预防，到治疗，到巩固，再到防止复发，是一个不可或缺的连续过程，只有重视这种治疗的连续性，才能最大限度上降低疾病的发生，更好地践行“治未病”。

由于女性独特的生理病理特点，妇科病也有着不同于一般疾病的特点。如月经病的治疗特别要注意调整生理周期，正常三个周期以上才可视为临床治愈。急性盆腔炎临床治愈后，虽临床症状已消失或不明显，至少还要再巩固治疗 2~3 个疗程，以使炎症所造成的损伤尽量得以修复，使机体内部脏腑气血的失衡状态逐渐恢复，对防止盆腔炎的再度发作和转变为盆腔炎性疾病后遗症，有着至关重要的作用。对于病情缠绵，容易反复发作的慢性炎症更要如此。复发性流产要从孕前开始查因和调治，预培其损，孕后安胎治疗，并且要超过既往流产孕周，甚至孕期全程监护，直至顺利分娩。对于异位妊娠，无论是手术治疗还是药物保守治疗，不能仅以出血、腹痛等症状消失，HCG 值正常和病灶去除为目的，仍需继续治疗一段时间，直至包块消失。因手术或短期的药物治疗仅是将异位妊娠的组织清除或灭活，其在局部形成的包块和损伤非短期所能修复。继续治疗能促进包块的吸收，加速损伤修复过程，更有意义的是有助于结构正常的输卵管功能的恢复，以期保留生育机能，预防再发宫外孕和继发不孕症等。产后病的预防治疗最好应从孕期保健开始，提高身体素质和免疫力，产后慎于调护，出现不适尽早就诊，即使症状消失也应巩固至产褥期结束。不孕症调经促孕治疗，孕后不能掉以轻心，应继续监测妊娠过程，力保胚胎正常发育。子宫内膜异位症往往迁延难愈，疗程相对也长，不可停药过早，对于内异症手术后要趁热打铁，抓住有利时机巩固治疗，万不可术后任由病情发展而错失治疗良机。对于围绝经期患者，要时刻警惕，注意防癌排癌，动态监护，以期早发现早治疗。

## 五、养生有道，顺应自然，身心和谐

胡玉荃教授认为，从养生着手，以强健的体魄、和谐的身心拒疾病于千里之外，是医者的最高境界。调摄要从未病时入手，养生是对饮食起居等生活方式、喜怒哀乐等精神状态的全面调摄，使之顺应自然规律和生理规律，保持身心和谐的状态，并不单是很多人理解的进食补品。对此，胡玉荃教授十分赞赏古人的如下论述："善养生者养内，不善养生者养外。养内者，以恬脏腑，调顺血脉，使一身之流行冲和，百病不作。养外者，恣口腹之欲，极滋味美，穷饮食之乐，虽肌体充腴，容色悦泽，而酷烈之气内蚀脏腑，形神虚矣，安能保合太和，以臻遐龄。"（明代龚廷贤《寿世保元》）这种摄生心得，突出了身心和谐的健康观念。胡玉荃教授始终将养生防病治病紧密结合，不但自己重视养生防病，也在临证时积极向患者宣传这种健康的养生理念，以普济众生为己任，足见其仁人之心。



## 第七节 典型医案

### 一、崩漏

**案1** 蔚某，女，18岁。2011年9月30日初诊。

主诉：月经量多伴行经时间延长3年余。

现病史：14岁初潮，周期28天，经期5天，经量正常，色红，无血块。3余年前无明显诱因开始出现月经量多，月经提前8~10天，经期延长至10~15天方净。曾于外院行人工周期及补血治疗，服药4个疗程（约1年），停药后在县医院服中药数剂（具体用药用量不详）仍未愈，前来就诊。上次月经2011年8月18日来潮。末次月经2011年9月9日来潮，量多，色鲜红，无血块，10余天后经量减少，淋漓不断，至今未净。现症见形体消瘦，面色萎黄，乏力气短，时有心慌头昏，平素腰痛、纳差、大便干，舌质暗红，苔薄黄，脉细数。查血常规提示：血红蛋白浓度（HGB）98g/L，血小板 $98\times10^9$/L。

中医诊断：崩漏（肾虚型）。

西医诊断：异常子宫出血；轻度贫血。

处方：

| | | | |
|---|---|---|---|
| 1. 黄芪 12g | 菟丝子 30g | 炒杜仲 12g | 烫狗脊 12g |
| 焦熟地 20g | 墨旱莲 30g | 金银花炭 15g | 蒲公英 20g |
| 炒栀子 15g | 败酱草 30g | 白茅根 20g | 黑地榆 12g |
| 茜草炭 12g | 海螵蛸 12g | 甘草 6g | |

7剂，每日1剂，水煎分早晚温服。

2. 生血宁片，每次2片，每日3次，温服。

二诊（2011年10月10日）：服药后阴道出血渐停，头昏乏力症状有改善，月经提前6天，于10月3日来潮，量中等，第5天将净，大便正常，舌质暗红，苔薄黄，脉沉。查直肠彩超示：子宫大小为54mm×39mm×53mm，内膜厚为7.1mm，回声正常；右卵巢大小33mm×18mm，回声正常；左卵巢大小34mm×20mm，内见13mm×10mm无回声区，透声好（卵泡）。治法不变。

处方：拟第一方加酒萸肉12g，白扁豆15g，15剂，每日1剂，水煎，分早晚温服。

三诊（2011年10月31日）：其姐代诉。服药后头昏、乏力、心慌等症状已明显改善，月经提前7天，于10月26日来潮，月经第1~2天量多，之后正常，5天净。纳眠可，大便正常。建议当地复查血常规。

处方：

| | | | |
|---|---|---|---|
| 当归 30g | 黄芪 15g | 龙眼肉 10g | 菟丝子 30g |
| 酒萸肉 12g | 何首乌 20g | 巴戟天 12g | 桑寄生 12g |
| 鸡血藤 30g | 丹参 15g | 益母草 20g | 路路通 12g |
| 白芍 15g | 香附 20g | 木香 10g | 连翘 30g |

甘草 6g

7 剂，每日 1 剂，水煎，分早晚温服。

四诊（2011 年 11 月 28 日）：其姐代诉。服药后患者 10 月月经周期 24 天，11 月月经周期 28 天，月经周期已基本正常。查血常规：各指标均在正常范围。一般状况可。末次月经 11 月 23 日来潮，量中等，现已净。

处方：守原方继服。

五诊（2012 年 6 月 21 日）：已停诊近 7 个月，月经基本正常。末次月经 2012 年 6 月 12 日来潮（提前 5 天），量色可，5 天净，伴有下腹痛。无其他不适，舌质红，苔黄，脉沉细。因煎药不便，改服中成药巩固疗效。

处方：经血宁胶囊，3 盒，每次 2 粒，每日 3 次，温服；盆炎净片，5 盒，每次 4 片，每日 3 次，温服；生血宁片，2 盒，每次 1 片，每日 2 次，温服。

**按语**：我们来分析此病例，首先此患者初次就诊时主诉为月经量多伴经期延长 3 年余，且来诊时阴道出血已淋漓 22 天未止，故可诊断为崩漏，属西医学的异常子宫出血。崩漏的病机是脏腑功能失调，冲任不固，胞宫藏泻失常，经血非时而下。而引起冲任不固的原因，多责之肾虚、脾虚、血热、血瘀。或因肾气不足，封藏失司，冲任不能制约经血；或肾阴亏损，阴虚阳搏，虚火扰动血海，血海不宁而出血。而脾虚、血热、瘀血所导致的血不归经，大多与肾气不足及肾阴亏损合并发生，从而引起冲任不固，导致崩漏。刘完素在《素问病机气宜保命集·妇人胎产论》中云："妇人童幼天癸未行之间，皆属少阴，天癸既行，皆从厥阴论之，天癸已绝，乃属太阴经也。”胡玉荃教授认为青春期崩漏多因肾气未充，肾精不足，胞脉失于濡养而无力固摄经血，冲任不固，又加此期情绪波动大，肝气易于郁结，肝火亢旺，使经血行止无常。此患者18岁，尚处于青春期，肾气不足，冲任不摄，则阴道出血淋漓不止；出血日久，气血亏虚，故见形体消瘦、面色萎黄、乏力气短；血不上荣，则见头昏；腰为肾之府，肾精不足，失于濡养，故见腰痛；此患者月经的周期、经期、经量都严重紊乱，且病程较长，阴血不足，肠道失润，故见大便干；舌质暗红，苔薄黄，脉细数为肾虚阴伤之证。治宜益肾固冲、止血调经。

在治疗崩漏时一定要分清轻重缓急，应本着“急则治其标，缓则治其本”的原则，灵活运用“塞流、澄源、复旧”三法，分步骤、分阶段进行。在出血量多时应重视止血，以塞流为先，出血量少势缓以治本为要，应塞流结合澄源，血止后应继续澄源固本、调周善后，以恢复正常的月经周期，达到彻底治愈的目的。结合此病例，患者初诊时阴道已出血20余天，虽出血量已较前减少，但淋漓不止终伤阴血，故应先予塞流治疗，兼顾澄源。胡教授方中用黄芪健脾益气摄血；菟丝子、杜仲、狗脊补肾固冲止血；焦熟地、墨旱莲滋阴养血止血；因出血易致瘀，瘀久易化热，热则迫血妄行，且患者的症状表现已有热象，故用金银花、蒲公英、栀子、败酱草、白茅根清热泻火解毒，且炒炭可增强收敛止血作用；海螵蛸收敛止血，黑地榆、茜草炭凉血止血解毒，虑及方中凉药易滞血，恐过早使用会收涩留瘀，故用茜草炭化瘀止血，甘草调和诸药。全方以滋肾为主，补肾以固本，养气血以益升发之气，同时又不忘止血，扶正祛邪并重，寒热并用，共奏益肾固冲、止血调经之功。加服中成药生血宁片以益气补血，补已伤之阴血，所以收效益甚。

二诊时患者不适症状已缓解，月经将净，量少，故可继续原治疗方案，酌加酒萸肉、白扁豆以加强补肾健脾固摄作用。酒萸肉味酸涩性偏温，古人谓其能“强阴益精，安五脏，收涩之中兼具条达之性，补益奇经而有止血之功”，白扁豆其味甘性微温，入脾胃二经，有补脾胃、化湿和中、解毒的功效，又能提高机体免疫力。

三诊时患者月经已基本正常，此时考虑给予澄源固本治疗，治以补肾益气、养血调经之方。方中黄芪、当归、菟丝子、酒萸肉、龙眼肉、桑寄生、何首乌、巴戟天共用以补肾健脾、益气养血；但久患漏下，多合并瘀血阻滞，旧血不去，新血不生，故又酌加当归、益母草、丹参、路路通以活血祛瘀通经；木香、香附疏肝行气调经，使补而不滞；白芍平肝养肝血且味酸有收敛作用（敛肝阴、养肝血、调肝气），伍木香、香附养肝体、适肝用；肾水亏虚则心火亢盛，故以连翘泻心火、清心热。诸药同用，共奏补肾养血、化瘀清热之效。

经过治疗，可以看到四诊时患者月经周期、经期、经量已基本正常，但调周善后需要一段时间，故继服中成药经血宁胶囊、盆炎净片、生血宁片以巩固疗效。

本案属于青春期崩漏，病程较长，标本夹杂，经过胡教授的分期、分阶段治疗，终使患者肾气充盛，冲任气血调和，月经规律，收效满意。

**案2** 冯某，女，35岁。2017年6月20日初诊。

主诉：阴道不规则出血40余天。

现病史：平素月经周期规律，2017年5月5日经净5天后无明显诱因开始阴道出血半月余，量时多时少，无腰酸腹痛等不适，未予重视，阴道出血自止。2017年5月24日开始阴道间断淋漓出血至6月19日，曾外院就诊，给予口服中成药及中药汤剂治疗（具体不详），阴道出血未止，并伴腰酸、双乳胀痛、小腹隐痛，为求进一步治疗，故来我院就诊。现症见阴道不规则出血，量多，有血块，色暗红，伴腰膝酸软，双乳胀痛，小腹隐痛，心情烦躁，纳眠可，二便调，舌质红，苔薄黄，脉沉细。阴道超声示：子宫内膜厚度15.3mm，回声不均；左侧卵巢囊肿，大小约50mm×30mm。既往孕3剖1人流2；2008年患原发性血小板减少，已愈；2007年做胆囊切除术。

中医诊断：崩漏（瘀热互结证）；癥瘕。

西医诊断：异常子宫出血；卵巢囊肿。

治法：清热消瘕，逐瘀止血。

处方：

1. 黄芪15g　金银花炭20g　蒲公英20g　败酱草30g
白花蛇舌草30g　茜草炭12g　海螵蛸12g　墨旱莲30g
藕节炭30g　黑地榆12g　菟丝子30g　巴戟天10g
白茅根20g　焦熟地20g　血余炭6g　甘草6g

6剂，每日1剂，水煎，分早晚两次温服。

2. 通胞调经合剂，5瓶，每次50mL，每日2次，温服；多糖铁复合物胶囊，2盒(改善贫血)，2片，每日1次，温服。

二诊（2017年6月29日）：服两组药后阴道出血明显减

少，现阴道见少量咖啡色分泌物。复查阴道彩超示：子宫内膜厚约 10mm，左侧卵巢囊肿减小至 42mm×31mm。舌质红，苔薄黄，脉沉细。为防止内膜炎症及减缓内膜增生，故拟首方加大青叶 30g，墓头回 15g 以清热凉血止血，8 剂，每日 1 剂，水煎，分早晚两次温服。

三诊（2017 年 7 月 10 日）：服第 6 剂时阴道出血已完全停止 4 天，现阴道有少量黄色分泌物，阴痒。一般情况改善。脉沉，舌质紫暗，苔黄。查阴道彩超示：内膜厚约 11.1mm，左侧卵巢囊肿大小 35mm×30mm，盆腔积液 45mm×23mm。

处方：拟 6 月 29 日方加马鞭草 30g 以增清热解毒、活血祛瘀、利湿止痒之力，8 剂，每日 1 剂，水煎，分早晚两次温服。

另用外洗药以清热利湿、杀虫止痒：蛇床子 20g，苦参 30g，艾叶 20g，黄柏 15g，椿皮 12g，5 剂，2 日 1 剂，水煎外洗。

四诊：止血后20多天月经如期来潮，7天结束。B超检查：正常，巩固治疗 10 余天停药。

**按语：**本案患者正值育龄期，素性抑郁，郁久化火，热扰冲任，血海沸溢，迫血妄行而见阴道出血量多，色红；又加之育龄期女性房劳多产，久必伤肾，以致封藏失职，冲任不固，不能制约经血；腰为肾之府，肾虚则腰膝酸软。患者出血日久势急，内有瘀滞，故急则治其标，中西合用，以通胞调经合剂益气逐瘀、调经消癥；多糖铁复合物胶囊纠正贫血，使瘀血得去，冲任得固，新血渐生。继之缓则治其本，治宜益气清热、逐瘀消瘕、固肾止血，以复冲任之职。方中黄芪益气摄血；金银花炭、蒲公英、败酱草、白花蛇舌草清热祛瘀；茜草炭、地榆炭、藕节炭、白茅根清热凉血、逐瘀止血；海螵蛸、血余炭祛瘀止血；墨旱莲、焦熟地滋肾养阴、凉血止血；菟丝子、巴戟天固肾调冲；甘草调和诸药。全方补脾益肾以扶正，清热逐瘀以祛邪，止血不留瘀，逐瘀不伤正，顺应胞宫藏泻，分阶段用药，意在恢复月经周期。

**案3** 曹某，女，16岁。2017年6月25日初诊。

主诉：经血非时而下，量多或淋漓不尽3月余。

现病史：12岁月经初潮，周期基本规律。3个月前无明显诱因出现月经量时多时少，量多如崩或淋漓日久不尽，时有停止，经色淡暗，伴见小腹胀痛不适，心情烦躁。曾间断于外院服中成药治疗（具体不详），效果不佳。20余天前再次出现阴道不规则出血，量时多时少，昨日开始经量增多、色暗、有血块，伴小腹胀痛，心情烦躁，纳眠尚可，小便正常，大便干。舌质红，苔薄白，脉沉细。

中医诊断：崩漏（肾虚郁热，冲任失调）。

西医诊断：异常子宫出血。

治法：滋阴清热，逐瘀调经。

处方：通胞调经合剂，4瓶，50mL，每日2次，温服。

二诊（2017年6月29日）：服药后出血量明显减少，余无明显不适，治宜滋阴清热、逐瘀调经。

处方：

黄芪 12g　金银花炭 20g　蒲公英 30g　败酱草 30
白花蛇舌草 30g　菟丝子 30g　焦生地 20g　焦熟地 20g
藕节炭 30g　茜草炭 15g　海螵蛸 15g　炒栀子 15g

地榆炭 15g　　墨旱莲 30g　　甘草 6g

7 剂，每日 1 剂，水煎，早晚分 2 次温服。

嘱其调畅情志，清淡饮食。

三诊（2017 年 8 月 7 日）：此次就诊前阴道出血干净 30 余天，末次月经 2017 年 8 月 4 日，量少，色淡，现正值经期第三天，理当因势利导，给予通胞调经合剂化瘀通经，调理月经周期祛瘀生新。予通胞调经合剂，5 瓶，每次 50mL，每日 2 次，温服。

四诊（2017 年 8 月 14 日）：前 2 日自觉身热，测体温最高 37.3℃，现阴道出血仍未止，量中等，色鲜红，药已服完 2 天。给予二诊止血方 5 剂，水煎，分早晚 2 次饭后温服。

五诊（2017 年 8 月 30 日）：此次经期阴道出血 14 天左右，现阴道出血停止 10 天，于 8 月 27 日患感冒，最高体温 39.5℃，当地诊所给予输液治疗（具体不详）至体温正常。8 月 29 日再次阴道出血，量少、色暗，舌质红，苔薄白，脉浮数。经期给予通胞调经合剂 100mL，4 瓶，每次 50mL，每日 2 次，血止后给予坤宁胶囊，2 盒，每次 4 粒，每日 2 次。

六诊（2017 年 9 月 11 日）：服药后无不适，9 月 3 日月经停止。月经周期基本正常。

此后按上方治疗 3 个周期后，痊愈，停止治疗。

**按语：**本案患者处于青春期，青春期崩漏多从补肾益气施治，《素问·上古天真论》曰：“女子七岁，肾气盛，齿更发长。二七而天癸至，任脉通，太冲脉盛，月事以时下。”青春期少女肾气未实，虽月经初潮，但冲任不充，固摄不全，易耗损肾气，不能制约经血而致崩漏。该患者二七刚至，肾气未充，天癸初至，尚不稳定；又因学习压力过大，情志不舒，肝气郁结，精血暗耗，气郁化火，扰动血海，冲任不宁而经血妄行，时下时止或崩或漏，症见经色暗黑，经行不畅，心情烦躁，故辨证为肾虚郁热。

崩漏治疗也是分阶段的，主要是出血期和血止后的治疗不同。出血期当然要塞流，当务之急是止血，还要视病情和患者体质选择合适的方法紧急止血。胡玉荃教授主张崩漏重在辨证论治，分阶段治疗，分清标本缓急，在标本同治之中有所侧重，并将三法有机地结合起来，而调周贯穿治疗过程的始终，是治疗的最终目标。另外在辨证的基础上，我们还可参考超声所示子宫内膜厚度，确定是先“止”为主还是先“活”为主，制定治疗方案。该患者此次淋漓出血已20余日，治应先止血，又因久漏多瘀，故经期活血化瘀以促进经血排出，使瘀血去，新血生，方用通胞调经合剂。方中桃仁、益母草、牡丹皮、土鳖虫活血祛瘀，使胞宫瘀滞得散，黄芪益气行血，巴戟天、乌药温肾暖宫、行气止痛，“瘀久化热”故加白花蛇舌草、重楼、白蔹，清热解毒而不寒凉，又可制约他药的温热之性，甘草调和诸药，共奏活血化瘀、温经理气止痛之功。待出血停止后及时给予澄源复旧，以巩固疗效，调整月经周期。故在血止后及时清热凉血、补益肝肾，方中黄芪益气摄血；金银花炭、蒲公英、白花蛇舌草、藕节炭、茜草炭、地榆炭清热解毒、凉血止血；菟丝子、焦生地、焦熟地、墨旱莲补肾固冲；炒栀子清肝止血；海螵蛸收涩止血；甘草调和诸药。诸药共奏益肾疏肝、清热祛瘀、固冲止血之功。

由于本病病程较长，症情复杂，医者和患者都要有足够的耐心和信心，所以在药物治疗的同时要注意开导患者，使其在饮食、情绪、劳逸方面正确调节，积极配合治疗，才能取得好的疗效。

**案4**　王某，女，20岁。2018年11月6日初诊。

主述：经期延长，淋漓不净1年余。

现病史：12岁初潮，月经初潮后尚正常，从2017年起出现经期延长，提前10天出现少量鲜红出血，淋漓至月经干净，约15天方净，2017年年底至今一直服用达英，服用达英期间出血量多，口服达英已10个多月，10月14日服用最后一次，2018年10月7日至14日出鲜红色血，出血量略多。2018年11月2日开始阴道出血至今，量中等，又加口服致康胶囊。眠差，心律失常，曾多次激素治疗不效。体困乏力，纳食差。2018年11月5日郑大一附院查直肠彩超示：子宫43mm×42mm×32mm，内膜厚4mm，左卵巢33mm×12mm，右卵巢34mm×17mm，双侧小卵泡数大于10个。宫腔积液，双侧卵巢多囊样改变，原来睾酮较高，现正常，AMH：2.93ng/mL。既往因胰岛素抵抗于7月~10月口服二甲双胍。脉沉细数，舌质淡暗紫，苔薄黄。

中医诊断：崩漏，瘕聚。

西医诊断：异常子宫出血，子宫内膜炎。

处方：

| | | | |
|---|---|---|---|
| 黄芪15g | 金银花炭20g | 公英20g | 菟丝子30g |
| 鹿角霜15g | 炒栀子15g | 藕节炭30g | 茜草炭12g |
| 海螵蛸12g | 白术炭12g | 红花炭10g | 墨旱莲30g |

血余炭 6g　　巴戟天 12g

7 剂，水煎服，日 1 剂，早晚分 2 次温服。

多糖铁复合物胶囊 2 盒，一次 2 粒，一天 1 次，补血固本。

二诊（2018 年 11 月 13 日）：服药 3 天，阴道出血停止，现白带色黄，善饥眠可，一般状况可，脉沉有力，舌质淡暗紫，苔薄。守第一方去红花炭、血余炭，加益母草。7 剂，水煎服，日 1 剂。

三诊（2018 年 11 月 21 日）：停血 10 天后于 11 月 19 日，开始阴道少量出血，伴腰痛，现为第 3 天，量多。

处方：通胞调经合剂 100mL × 3 瓶，每次 50mL，2 次 / 日，经期治疗。

治疗 3 日后服下药，益气健脾、清热逐瘀止血，调节月经周期。

黄芪 15g　　金银花炭 20g　　公英 20g　　菟丝子 30g
鹿角霜 15g　　炒栀子 15g　　藕节炭 30g　　茜草炭 12g
海螵蛸 12g　　白术炭 12g　　红花炭 10g　　墨旱莲 30g
血余炭 6g　　巴戟天 12g

8 剂，水煎服，日 1 剂，早晚分 2 次温服。

多糖铁复合物胶囊 2 盒，一次 2 粒，一天 1 次。

四诊（2018 年 12 月 4 日）：LMP 为 11 月 19 日，出血 7 天净，又于昨日（12 月 3 日下午）少量阴道出血（排卵期出血），赤带，无腹痛，腰酸，眠差，脉沉，舌质淡红。查直肠彩超：子宫 46mm × 34mm × 39mm，内膜厚 6.4mm，左卵巢 31mm × 21mm，小卵泡大于 12 个，右卵巢 34mm × 22mm，卵泡 16mm×11mm，小卵泡数大于 12 个。

处方：11 月 21 日方去鹿角霜、红花炭，加白茅根 30g 以清热凉血止血，以治经间期出血。10 剂，水煎服，日 1 剂。

五诊（2018 年 12 月 18 日）：12 月 3 日出血一点即停（排卵期出血），至今未行经，LMP 为 2018 年 11 月 19 日，近日腹痛、左侧腰痛，眠差，脉沉，舌质红苔薄白。距经期 1 天。

处方：2008 年 1 月 4 日方去血余炭、白术炭，加炒薏苡仁 20g，合欢皮 10g，以健脾益气、安神助眠，10 剂，水煎服，日 1 剂。经期药：通胞调经合剂 100mL×5 瓶，每次 50mL，2 次 / 日。血府逐瘀胶囊 6 粒，1 盒，2 次 / 日。

六诊（2019 年 1 月 3 日）：月经 12 月 23 日来潮 6 天净，一切正常。

处方：仍拟2018年12月18日方，7剂，水煎服，日1剂。继续治疗。

七诊（2019 年 1 月 14 日）：自 2018 年 12 月 28 日经净后未再出血，带下黄绿，外阴时有瘙痒，一直未腹痛，眠差，脉沉细，舌质红苔黄。

处方：

拟用 2018 年 1 月 4 日方去血余炭、白术炭，加炒薏苡仁 20g，合欢皮 10g，太子参 10g，益母草 15g 以益气健脾、调冲任、扶正祛邪，14 剂，水煎服，日 1 剂。

经期药：通胞调经合剂 100mL×5 瓶，每次 50mL，2 次 / 日。

血府逐瘀胶囊 6 粒，1 盒，2 次 / 日。

**按语：**本案患者来诊时经期延长，淋漓不净 1 年有余，因患者未婚，直肠彩超示双侧卵巢内卵泡均大于 10 个，故可诊断为崩漏、瘕聚。崩漏主要发病机理是劳伤血气，脏腑损伤，血海蓄溢失常，冲任二脉不能约制经血，以致经血非时而下，患者初潮后已经建立正常月经周期，自2017年开始出现阴道不规则出血，属于青春期崩漏。胡教授认为青春期崩漏多系肾气不足，肝精不藏，冲任失调，胞脉不固所致，因肾精不足，而“经水出诸肾”，现肾水匮乏，胞脉失于濡养而无力收摄经血归脉，肝不藏血，脾不统血而漏下不止，日久邪入胞脉而成瘕聚。本例患者20岁，肾气不足，加之学习期间压力大，思虑伤脾，则冲任不固，经血非时而下，久崩多虚，久漏多瘀，瘀久多化热，本病辨证为脾肾气虚兼瘀热，故治以补肾固冲、清热逐瘀止血。

首诊方中鹿角霜、巴戟天、菟丝子、墨旱莲温肾固冲，并能止血，达到补肾调冲任之目的；黄芪、白术炭益气健脾、固冲摄血；金银花炭、蒲公英、炒栀子、藕节炭凉血止血；血余炭、墨旱莲滋阴养血止血，海螵蛸收敛止血；崩漏日久，可致血虚气弱，又可使血行不畅，瘀血内停使新血不得归经，而茜草炭、红花炭既可养血，又可祛腐生新、逐瘀止血，达到行血而不伤新血，养血而不留瘀滞，推陈出新，行而不破之功。诸药合用共奏补肾健脾清肝、化瘀清热解毒、疏通经络、止血不留瘀之功。

治疗崩漏应灵活运用“塞流、澄源、复旧”三法，患者来诊时阴道出血已久，故以止血为主，血止后以调经为要。二诊时阴道出血已止，查脉沉有力，舌质淡暗紫，故守方去红花炭、血余炭，加益母草以活血调经。三诊时月经来潮，予通胞调经合剂，嘱患者经期服用，随后以原方益气健脾、清热逐瘀止血，调节月经周期。之后按照女性月经周期生理特点，循时而治，则月经能够如期循时而下。

本案属久漏不愈之典型病例，治疗重在扶正补肾、健脾清热逐瘀、祛腐生新，达到冲任调、漏愈、经行正常之目的。用“茜草炭”“鹿角霜”意在“祛腐生新止血”以调冲任，应用恰当方可取效。

**案5** 王某，27岁。2017年12月4日初诊。

主述：阴道不规则出血4个月。

现病史：15岁初潮，既往月经30~40天一行。末次月经2017年6月5日，经期雨天涉水，受凉后阴道不规则出血1月余，在当地县医院口服中药3个多月，效差。现阴道不规则出血，量时多时少，出血期间间隔3~4天自停后又见出血。阴道出血时伴发热。舌质红苔白，脉沉。无性生活史。2017年12月4日直肠彩超：子宫47mm×33mm×46mm，内膜8.2mm，回声欠均，左卵巢39mm×23mm，右卵巢41mm×21mm，双侧卵巢呈多囊样改变。

中医诊断：漏证；瘕聚。

西医诊断：异常子宫出血；双卵巢多囊改变。

处方：

1. 黄芪15g　金银花炭20g　蒲公英20g　败酱草20g
   白花蛇舌草20g　炒薏苡仁30g　茜草炭12g　海螵蛸12g
   荆芥炭10g　白术炭12g　益母草15g　菟丝子30g
   藕节炭30g　巴戟天12g　墨旱莲30g　血余炭6g

7剂，日1剂，水煎服。

葆宫止血颗粒，2盒，每次1包，一日两次。

2. 经期药：通胞调经合剂，5 瓶，每次 50mL，一日两次。血府逐瘀胶囊，2 盒，每次 6 粒，一日两次。

嘱：第一组药物服完后，接着服第二组药物。

二诊（2017 年 12 月 18 日）：服第一组药阴道出血减少，到 12 月 9 日出血量增多（正式月经），服第二组经期药，引经下行，经量多，7 天净（12 月 15 日），近 3 日阴道有咖啡色分泌物，脉沉，舌质红绛，苔黄。治则不变。

处方：2017 年 12 月 4 日第一组药加山药 15g 以健脾益气、扶正祛邪。10 剂，日 1 剂，水煎服。葆宫止血颗粒 2 盒，每次 1 包，一日两次。

三诊（2017 年 12 月 29 日）：末次月经 2017 年 12 月 9 日，7 日净。上次经净后阴道一直有点滴状咖啡色分泌物到 12 月 20 日净，现有透明样带下，脉沉，舌质红苔白。

处方：

1. 12 月 18 日方，10 剂，日 1 剂，水煎服。

2. 经期药：通胞调经合剂 5 瓶，每次 50mL，一日两次。血府逐瘀胶囊 2 盒，每次 6 粒，一日两次。

四诊（2018 年 1 月 12 日）：月经未潮，下腹部不适，前 2 天腰酸，舌脉同前。

处方：12 月 18 日方继服，若月经来潮则服用经期药物。14 剂，日 1 剂，水煎服。

五诊（2018 年 1 月 26 日）：末次月经为 2018 年 1 月 16 日，量色可，经期腹痛可忍，少量血块，自诉有组织样物流出，6 天净，经期发热已愈。

处方：12 月 18 日方继服。14 剂，日 1 剂，水煎服。葆宫止血颗粒 2 盒，每次 1 包，一日两次。



**按语：** 本案患者初潮后月经周期长于 30 天，先天肾精不足，血脉难充，加之 6 月行经时受凉淋雨，外有寒湿之邪侵袭，内外交感继而发病，患者前来就诊时已阴道不规则出血 4 个月，因患者无性生活，排除胎漏，故可诊断为漏证。直肠彩超示双侧卵巢多囊样改变，故可诊断双卵巢多囊，内外合邪经血不循常道故而漏下不止。女子正常的生理周期当藏泻有时。该患者经血不随常道溢出 4 个月，《血证论》指出“离经之血，虽清血鲜血，亦是瘀血”“凡离经之血，就是瘀，故凡血证，总以祛瘀为要”。临证或见发热，此为瘀血之佐证，所谓“瘀积发热”是也。故临证总以止血与祛邪消瘕为原则。止血以化瘀止血为主，辅以凉血止血、收敛止血。消瘕以清热消瘕及利湿消瘕为主。二法配合，以成血止、瘀消之功。同时配以滋肾温阳健脾之品，调养冲任，“阴平阳秘”，以平为期。经期以院内制剂通胞消瘕合剂联合血府逐瘀胶囊因势利导、活血逐瘀。瘀去癥消，则热自除。

治疗崩漏应灵活运用“塞流、澄源、复旧”三法，患者来诊时仍不规则阴道出血，故以止血为要，方中茜草炭、血余炭活血止血，荆芥炭、藕节炭、金银花炭清热解毒、逐瘀止血，海螵蛸收敛止血，配葆宫止血颗粒以达止血之效；金银花炭、蒲公英、败酱草、白花蛇舌草清热消瘕，炒薏苡仁健脾利湿消瘕；以墨旱莲、菟丝子滋阴补肾，以巴戟天温阳，阴阳合得，调养冲任；益母草调补冲任；以黄芪、白术炭补益中气，脾健则冲任调。

血止后以恢复女性正常生理周期为最终目的。该患者经中药系统治疗后于2018年12月20日阴道出血彻底干净，次年1月16日正常行经，经期未见异常，初见临床治疗有效，经期以我院院内制剂通胞调经合剂联合血府逐瘀胶囊调经治疗，以巩固调摄2个月，至恢复正常生理周期3周期，临床治愈。

## 二、不孕症

**案1** 丁某，女，28岁。2017年12月19日初诊。

主诉：婚后未避孕未孕1年余。

现病史：结婚1年半，婚后性生活正常，未避孕一直未孕。曾于外院行相关检查提示除卵泡发育欠佳外，余未见明显异常，但治疗多次仍未怀孕。13岁初潮，4~6天/30天，平素月经规律，末次月经2017年12月17日，现经期第3天。孕0。2017年4月（郑州大学第一附属医院）输卵管造影示：鞍状子宫；慢性盆腔炎；双输卵管通畅。2017年12月19日本院阴超提示：子宫大小正常；左侧卵巢畸胎瘤，13mm×11mm；余未见明显异常。舌质紫暗，舌苔黄，脉沉。

中医诊断：不孕症；全不产；癥瘕（肾虚血瘀）。

西医诊断：原发性不孕症；左侧卵巢畸胎瘤。

处方：

1. 经期方

通胞调经合剂，10瓶，每次50mL，每日2次，温服。

血府逐瘀胶囊，3盒，每次6粒，每日2次，口服。

2. 经后方

通胞消瘕合剂，10瓶，每次50mL，每日2次，温服。

补肾助孕丸，3盒，每次1包，每日2次，口服。

加：当归30g　川芎15g　香附20g　菟丝子30g
　　益母草15g　酒萸肉12g　巴戟天12g　丹参15g
　　覆盆子12g

10剂，每日1剂，水煎，分早晚温服。

二诊(2018年1月11日)：末次月经2017年12月17日。服上药无明显不适，平素便秘症状明显，用药后便秘改善，若停药则再次便秘（2~3天1次）。舌质红，苔薄，脉沉有力。现一直未避孕，嘱查尿早孕试纸。治则不变。

处方：经期用通胞调经合剂，10瓶，每次50mL，每日2次，温服。经后在12月19日经后方基础上加白芍15g，黄精12g，10剂，每日1剂，水煎，分早晚温服；调经助孕丸，3盒，每次1包，每日2次，口服。

三诊（2018年2月1日）：服药后月经推迟10天，于2018年1月27日来潮，经前白带多，现月经周期第6天，经量较前增多，有大量血块，腰酸。少寐多梦，服药时大便正常，停药则便秘。舌质红，舌苔黄，脉沉。治法不变。

处方：经期药用通胞调经合剂，10瓶，每次50mL，每日2次，温服。经后在1月11日经后方基础上加黄精12g，生地黄20g，路路通12g，鸡血藤30g，何首乌20g以补肾养血通络，促使冲任二脉调顺，20剂，每日1剂，水煎，分早晚温服；调经种子丸，2盒，每次半丸，每日2次，口服。

四诊（2018年3月8日）：月经推迟4天，于3月3日来潮，服药后色、量均较前好转，今日月经将净。舌质淡红苔薄，脉沉细。治则不变，继服上方治疗。

处方：守2月1日方，10剂，每日1剂，水煎，分早晚温服；调经种子丸，2盒，每次半丸，每日2次，口服。嘱患者第11天超声检查了解卵泡情况。

五诊（2018年3月20日）：月经周期第16天监测排卵，昨日（3月19日）左侧卵泡22mm×16mm，内膜厚9.7mm，卵泡将成熟破裂。诉前日有同房，嘱今晚再同房一次，抓住"的候"时机受孕。舌质红，苔薄黄，脉滑数有力。

处方：守3月8日方继服10剂，每日1剂，水煎分早晚温服；调经种子丸，2盒，每次半丸，每日2次，口服。

六诊(2018年4月27日)：经2月余治疗，现早孕55天。4月22日于当地医院做腹超示：宫内孕囊27mm×14mm，胚芽5.3mm，见胎心，无腹痛，无阴道出血，纳差。脉滑数，舌质紫暗，带下色黄。因患者素有肾虚，胡教授恐其受孕初期胎元不固，故予安胎治疗。

处方：

1. 黄芩30g　白术12g　生地黄20g　熟地黄20g
   菟丝子30g　阿胶珠6g　杜仲12g　续断12g
   桑寄生12g　砂仁6g　白芍12g　藕节炭30g
   墨旱莲30g　甘草6g

8剂，每日1剂，水煎，分早晚温服。

2. 固肾安胎丸，3盒，每次1包，每日2次，口服。

**按语**：此患者初诊时主诉近1年半未避孕一直未孕，可诊断为不孕症，且既往从未怀孕过，故诊为原发性不孕。造成不孕症的原因多样，我们在对患者进行治疗之前，先找到不孕的原因，才能从根本上解决问题，取得满意疗效。《女科正宗·广嗣总论》记载："男精壮而女经调，有子之道也。"说明男方精液及性功能正常，女方有正常的月经及排卵是怀孕的必要条件。临床中女性不孕症的病因以排卵障碍和输卵管因素居多。我们分析此患者，她主要存在两个问题：一是卵泡长势不好；二是有慢性盆腔炎，左侧卵巢有畸胎瘤。患者卵泡长势不好，卵泡不成熟会影响正常的排卵，另外双侧输卵管虽然通畅，但有慢性盆腔炎和卵巢畸胎瘤，盆腔环境不佳，胞脉不通，仍可能会影响排卵或输送孕卵，这两个因素正是导致此患者不能正常受孕的主要原因。

中医学认为，肾主藏精，为生殖之本，与月经、胎孕的关系尤为密切。本案患者存在先天肾气不足，故子宫发育不良（鞍状子宫），胞宫形态异常，不利于受孕；同时肾虚，则主生殖的功能亦失常，故卵泡发育不佳；机体正气不足，抗邪无力，湿热邪毒易乘虚侵袭，瘀阻胞脉故成瘕聚，亦导致不孕。所以其主要病机为肾虚血瘀，气血不和。

在治疗时，胡教授对此患者的治疗分经期与非经期论治：经期用通胞调经合剂、血府逐瘀胶囊益气补肾、逐瘀消癥，此主要是根据因势利导的原则，以顺应阴血下注血海之势，使胞宫胞脉瘀滞得以顺利外排；经后用通胞消瘕合剂清热利湿、祛瘀消癥，能使热清湿去，瘀通结散，以改善盆腔环境，促进盆腔血液循环及功能恢复；同时，经后期应重视调补冲任以促进子宫内膜的修复和卵子的发育成熟，故配合中药颗粒，以当归、川芎补血养血、行气活血；菟丝子、酒萸肉、巴戟天、覆盆子、黄精、生地黄补肾之阴阳；香附疏肝理气；丹参、益母草养血活血；路路通、鸡血藤活血通络助孕；何首乌可补肝肾、益精血，并润肠通便。以补为主，补中有行，以促进子宫内膜的修复和促进卵子的发育成熟，配合补肾助孕丸以加强补肾助孕之功。

经2个多月的治疗，此患者已怀孕，但胡教授虑及此患者有肾虚之本，恐其受孕初期胎元不固，故再予安胎治疗。方选验方安胎饮以固肾养血、清热养阴、止血安胎，方中含寿胎丸补肾固冲安胎；黄芩、白术为安胎圣药，黄芩清热安胎、白术健脾益气安胎；白芍收敛养血安胎；焦生地、焦熟地养阴清热、补血止血；墨旱莲、藕节炭凉血止血；砂仁行气安胎又顾护胃气，防他药滋腻之；甘草调和诸药。诸药合用使肾强而胎元稳固、热清而冲任安定，不仅固摄胎元，更注重养血益精，促进胚胎正常发育。

**案2** 张某，女，27岁。2016年12月5日初诊。

主诉：未避孕未孕2年。

现病史：结婚2年，婚后性生活正常未避孕，至今未怀孕。平素月经基本规律。末次月经2016年12月2日，量中等，色暗红，现月经周期第5天将净。经前乳房胀痛，平时口干口苦，下腹部偶有坠胀痛，白带量多、色黄，无瘙痒，行妇科检查见左附件区增厚，纳眠可，大便略干，小便色黄，舌质红苔黄，脉沉。在外院行输卵管造影及宫腔镜检查，均提示：右侧输卵管通畅，左侧输卵管不通。双方染色体检查未见异常。多方治疗无效。

中医诊断：全不产；妇人腹痛（湿热瘀结型）。

西医诊断：原发性不孕症；慢性盆腔炎。

治法：活血祛瘀，清热利湿，调补冲任。

处方：

1. 通胞消瘕合剂，10瓶，每次50mL，每日2次，温服。

2. 金樱子20g　　香附20g　　菟丝子20g　　沙苑子20g
连翘20g

颗粒剂10剂，每日1剂，分2次温服。

3. 红金消结胶囊，3盒，每次4粒，每日3次，温服。

嘱：月经周期第10天开始监测卵泡发育情况。

二诊（2016年12月30日）：近日体检查出轻度贫血。末次月经2016年12月29日，现月经周期第2天，量中，色暗红。服药后无不适，经前未见乳房胀痛，下腹部疼痛明显减轻，白带量减少，大便正常，日1次。舌质红苔薄黄，脉沉有力。

处方：经期用药应因势利导，使胞宫胞脉瘀滞得散并顺利外排，通胞调经合剂，5瓶，每次50mL，每日2次，温服。加服益母草颗粒15g，每日2次，水冲温服；血府逐瘀胶囊，1盒，每次5粒，每日2次，温服。

经后用药：以首诊第2方加酒萸肉颗粒12g，巴戟天颗粒20g增强补肝肾养血、调冲任之功，10剂，每日1剂，温水冲服。

三诊（2017年1月20日）：服药后无明显不适。2017年1月15日（月经周期第18天）腹式彩超示：内膜厚7mm，左侧卵泡大小为14.4mm×12.3mm，1月17日监测卵泡未成熟消失。舌质暗红，苔薄黄，脉沉细。拟补肾助孕为主治之。

处方：以首诊方去红金消结胶囊，加坤灵丸，3盒，每次1包，每日2次，温服。加服颗粒剂：酒萸肉12g，巴戟天

20g，半枝莲15g，木香12g，以增强补肾行气活血之功，10剂，每日1剂，温水冲服。

经期用药：通胞调经合剂，5瓶，每次50mL，每日2次，温服；月事喜丸，1盒，每次1包，每日2次，温服。

四诊（2017年3月2日）：前次月经1月31日，末次月经2月27日，现月经周期第4天，量已减少，色暗红，无腹痛。大小便正常。舌质红，苔薄黄，脉沉细。

处方：

当归20g　白芍20g　香附20g　菟丝子20g
沙苑子20g　枸杞子20g　金樱子20g　墨旱莲20g

颗粒剂12剂，每日1剂，分早晚冲服。

经期药用通胞调经合剂，5瓶，每次50mL，每日2次，温服。

经后用通胞消癥合剂，12瓶，每次50mL，每日2次，温服。

五诊（2017年4月17日）：末次月经2月27日，现停经50天。4月4日查P：21ng/mL，β-HCG：672.28mIU/mL。4月9日查P：24.7ng/mL，HCG：4952.34 mIU/mL。现孕$7^{+1}$周。昨天于市中心医院做腹式彩超示：宫腔内可见孕囊15.6mm×10mm×16mm，胚芽长约3.5mm，见原始心管搏动，周围见7.3mm×5.5mm液性暗区。现有时腹痛，无阴道出血。舌质红，苔薄黄，脉滑数。近期春游活动量大，今日于本院做阴道彩超示：宫腔内见孕囊24mm×9mm，囊内见5mm×3mm胚芽，并见原始心管搏动，宫腔内见33mm×7mm积血，子宫内膜厚约12.5mm，左卵巢37mm×29mm，内见

29mm × 24mm 囊肿。

中医诊断：胎动不安（肾虚血热兼瘀滞）。

西医诊断：先兆流产。

治法：清热止血，固肾安胎。

处方：安胎饮加减。

| | | | |
|---|---|---|---|
| 黄芩炭 30g | 白术炭 12g | 白芍炭 12g | 焦生地 20g |
| 焦熟地 20g | 菟丝子 30g | 藕节炭 30g | 续断 12g |
| 桑寄生 12g | 杜仲 12g | 阿胶珠 6g | 砂仁 6g |
| 墨旱莲 30g | 甘草 6g。 | | |

7 剂，每日 1 剂，水煎，分早晚温服。

随访：足月顺产 1 子。

**按语**：本案患者婚后久不受孕，情绪不畅，肝气不舒，故有经前乳房胀痛；肝郁化火，致口干口苦；肝疏泄失司，极易感染湿热邪毒而致病，湿热下注任带之脉，则见白带量多、色黄；移于小肠，则见小便色黄；气滞湿阻，大肠传导失司，故有大便干结；湿热阻滞下焦，气血运行不畅，不通则痛，故时有下腹部坠痛不适；气血阻滞日久成瘀，瘀热互结，经久不愈，胶结成块，滞于胞脉，故不能摄精成孕。患者初诊处于月经后期，使用通胞消瘕合剂，方中以鳖甲滋阴软坚、散结消癥；延胡索活血行气止痛；金银花、连翘、败酱草、白头翁、炒薏苡仁以清热解毒、利湿祛瘀；杜仲、巴戟天调理冲任、固肾止带；党参、黄芪益气健脾以生血行血；甘草清热解毒又调和诸药。全方祛邪而不伤正，补正而不留邪，标本同治。酌加金樱子、沙苑子、菟丝子、香附以滋补肝肾、理气调冲任；配伍中成药红金消结胶囊加强疏肝理气、化瘀散结之功。

二诊：处于经期，此期血海充盈，血室正开，治疗应以顺势利导为主，用通胞调经合剂口服，方中桃仁、益母草、牡丹皮、土鳖虫活血祛瘀；黄芪益气补血又行血；巴戟天、乌药行气止痛；白花蛇舌草、重楼、白蔹清热解毒；甘草调和诸药，共奏活血温经、散瘀止痛之效，更是加服益母草颗粒及血府逐瘀胶囊以加强活血通经之力，使气血运行通畅，通而不痛。

三诊：恰逢排卵期。月经周期有着一定的气血阴阳变化规律，月经排出后，阴精不足，随着月经周期的演变，阴血渐增，精血充盛，阴长至重之时，精化为气，阴转为阳，氤氲之伏萌发，标志着排卵期的到来。此期适宜加入温阳之品，以助阴阳转化，更易排卵受孕。因此三诊去疏肝理气、化瘀散结之红金消结胶囊，改服坤灵丸以调经养血，又加酒萸肉、巴戟天益肾阳，坤灵丸亦有少许活血成分，排卵期稍佐活血化瘀之品有促进卵子排出的作用。加半枝莲、木香兼行清热解毒、疏肝理气之功。

四诊：仍延续按月经周期分期治疗的用药原则。

对于此类不孕症，不能拘泥于补肾益精之法，应辨证施治，或治肝、治气、治血，或清热解毒利湿，同时又要处处顾护精血，切莫损伤正气，应清中有养，利中有补，祛邪而不伤正，病邪既去，正气已复，则受孕有期。

患者孕后有流产先兆，舌质红，苔薄黄，脉滑数，热象明显，方用安胎饮保胎治疗。方中续断、桑寄生、杜仲、菟丝子、熟地黄固肾安胎，白芍炭养血收敛止血，黄芩、白术为清热健脾安胎圣药，炒炭加强止血之功，墨旱莲、藕节炭、焦生地凉血止血，砂仁既安胎又顾护胃气，甘草调和诸药，与白芍配伍又能缓急止痛，防胎元殒堕。全方固肾清热、止血安胎，促使胚胎正常发育。



**案3** 郭某，女，28岁。2018年4月4日初诊。

主诉：月经稀发16年，婚后未避孕未孕1年。

现病史：11岁月经初潮，正常来潮半年后即出现月经错后，2~6个月行经1次，11年前间断口服黄体酮，3年前于外院口服中药治疗，仅正常行经3个月经周期。婚后1年，有正常性生活未避孕一直未孕。2018年2月口服炔雌醇环丙孕酮片（达英-35），每日1片，21天，停药撤血后给予促排卵治疗（具体方案不详），卵泡成熟破裂同房未孕。末次月经2018年3月26日，量色可，7天净。就诊时症见：时有腰骶酸痛，腹胀，纳少，眠差，大便稍干。舌质红，边有瘀点，苔白，脉沉细。阴超示：子宫内膜厚6.3mm；左卵巢大小65mm×36mm，内见44mm×30mm、29mm×16mm、32mm×19mm无回声，透声好；右侧卵巢大小37mm×29mm，内见20mm×18mm无回声，透声好；双侧卵巢内小卵泡数均大于12个；盆腔积液33mm×12mm。提示：双侧卵巢囊肿，双侧卵巢呈多囊样改变，盆腔积液。

中医诊断：全不产（脾肾两虚，兼有瘀热）；月经后期；瘕聚。

西医诊断：原发性不孕症；多囊卵巢综合征。

治法：补肾健脾，化瘀清热，调经促孕。

处方：

1. 通胞消瘕合剂，10 瓶，每次 50mL，每日 2 次，温服，连服 10 天。

2. 当归 30g　红花 30g　川芎 15g　赤芍 12g
桃仁 10g　丹参 15g　郁金 12g　香附 20g
马齿苋 30g　山萸肉 12g

10 剂，每日 1 剂，水煎分早晚温服。

二诊（2018 年 4 月 16 日）：服药后腹胀止，腰骶酸痛次数减少，纳可，眠浅多梦，大便稍干。舌质淡红，边有瘀点，苔薄黄，脉沉有力。复查阴道彩超提示左侧卵巢囊肿较前缩小，无盆腔积液。现月经周期第 21 天，为经前期，应加强活血逐瘀之功效，因势利导，引血下行。

处方：守 4 月 4 日原方加猫爪草 30g，10 剂，每日 1 剂，水煎分早晚温服；配合鳖甲煎丸，1 盒，每次 3g，每日 2 次，温服。

三诊（2018 年 5 月 22 日）：4 月 26 日开始出现阴道褐色分泌物，因于外地出差未能复诊。5 月 8 日查阴超示：子宫内膜厚 5.1mm，双侧卵巢呈多囊样改变；自服活血化瘀中药 5 剂，阴道淋漓出血至 5 月 15 日净。舌质淡红，边有瘀点，苔黄，脉沉。虽月经按时来潮，然脾肾不足，冲任亏虚，经血乏源量少，加之瘀热内阻胞络，新血不得归经而经期延长。此时复诊为经后期，调整用药如下：

1. 当归 30g　川芎 15g　益母草 10g　菟丝子 30g
巴戟天 12g　香附 20g　马齿苋 30g

10 剂，每日 1 剂，水煎，分早晚温服。

2. 通胞消瘕合剂，10 瓶，每次 50mL，每日 2 次，温服。

3. 培坤丸，9 盒，每次 6g，每日 3 次，温服。

三方配合，既培补精血、充养冲任，以使经血化源充足，又兼顾涤荡瘀热，使经脉畅通，经血应时而下，如期而止。

四诊（2018 年 6 月 4 日）：服药后月经未潮，未避孕，乳房、少腹胀痛，纳差，便溏，舌质淡红，苔薄白，脉沉滑数。查血 β-HCG：393mIU/mL。患者妊娠不易，且平素为脾肾不足兼瘀滞状态，嘱服固肾安胎丸，9 盒，每次 6g，每日 3 次，温服，以滋阴补肾、固冲安胎。

五诊（2018 年 6 月 25 日）：阴道少量褐色分泌物，晨起干呕，纳差，腹胀，大便偏干。舌质红，苔薄黄，脉沉滑数。查阴超示：宫内早孕见胎心，孕囊 39mm×18mm，胚芽 7mm×3mm，子宫内膜厚 15.2mm。孕酮：25.46ng/mL，β-HCG：1153640mIU/mL。据超声推算孕周约 49 天，校正末次月经 2018 年 5 月 7 日。患者阴道少量出血，无腹痛，诊为胎漏（肾虚血热），予自创效方安胎饮。

处方：

| | | | |
|---|---|---|---|
| 菟丝子 30g | 桑寄生 12g | 川断 12g | 阿胶珠 6g |
| 杜仲 12g | 焦生地 20g | 焦熟地 20g | 旱莲草 30g |
| 黄芩炭 30g | 白术 12g | 藕节炭 30g | 姜竹茹 10g |
| 砂仁 6g | 甘草 6g | | |

10 剂，每日 1 剂，水煎，分早晚温服。

六诊（2018 年 7 月 9 日）：孕 63 天，早孕反应轻，无腹痛，无阴道出血。嘱定期复查超声，孕 12 周建档行围产保健。

**按语：**本案之不孕，月经不调为主要病因。首诊时患者处于月经后期，血海空虚，胞门闭合，邪气瘀阻冲任，治当扶正祛邪，标本兼顾。通胞消瘕合剂系胡玉荃教授经验方，以桃红四物汤化裁，养血活血、祛瘀生新，以山萸肉补肾益精；丹参、郁金、香附理气活血，马齿苋清热解毒。两药配合，滋肾健脾、化瘀清热、涤荡胞络，冲任通畅，则经血下行。

复诊总以中药滋肾养血、化瘀清热，配合成药通胞消瘕合剂、鳖甲煎丸、培坤丸，加强补肾健脾、益气养血、化瘀消瘕之功效，补正不留邪，祛邪不伤正，冲任充盛通畅，经血如期下行，经调而胎孕可成。

**案 4** 朱某，女，26 岁。2018 年 2 月 27 日。

主诉：反复胚胎停育 3 次，未避孕未孕 1 年余。

现病史：5 年前产 1 子后，4 年中断续怀孕，均于孕 40 余天胚胎停止发育，清宫 2 次，2016 年 11 月为末次自然流产，此次流产后至今未避孕未孕。末次月经为 2018 年 2 月 11 日，量不多，4 天净，经期无不适。面部痤疮散发，纳可，眠差，大便 2 天一次。孕 4 产 1 子，胎停育 3 次（清宫 2 自然流产 1）。2018 年 2 月 8 日外院超声示：子宫 57mm × 45mm × 57mm，内膜厚 8.5mm。左卵巢 29mm × 16mm，右卵巢 38mm × 25mm。双侧小卵泡均大于 12 个。舌质淡红，舌苔黄，脉沉。

中医诊断：不孕症；断绪；滑胎（胞脉瘀阻）。

西医诊断：继发性不孕症；习惯性流产；子宫内膜炎；双侧卵巢多囊样改变；面部痤疮。

处方：

1. 当归 30g　白芍 30g　生地黄 30g　熟地黄 20g

香附 20g　　菟丝子 30g　　益母草 10g　大青叶 30g
杜仲 12g　　山萸肉 12g　　丹参 15g

12 剂，每日 1 剂，水煎分早晚温服。

2. 通胞消瘕合剂，12 瓶，每次 50mL，每日 2 次，温服。

3. 红金消结胶囊，4 盒，每次 4 粒，每日 3 次，口服。

二诊（2018 年 3 月 13 日）：面部痤疮较前减少，末次月经于 2018 年 3 月 10 日来潮，现经期第 4 天，未净，第 1~2 天量多。大便每日 2 次（服药前两日 1 次）。舌质红苔薄，脉沉。

处方：2 月 27 日方基础上加巴戟天 12g 以补肾填精，15 剂，每日 1 剂，水煎分早晚温服。

三诊（2018 年 4 月 3 日）：服药后面部痤疮较前明显减轻，白带量可，见透明拉丝状白带，现月经周期第 25 天，大便每日 1 次，舌质红苔黄，脉沉。治则治法不变，继服上方治疗。

处方：经期用通胞调经合剂，5 瓶，每次 50mL，每日 2 次，温服；经后守 3 月 13 日方，15 剂，每日 1 剂，水煎分早晚温服。

四诊（2018 年 5 月 3 日）：服药后无不适，末次月经 4 月 10 日，量色可，少量血块，5 天净。白带量可，眠差多梦，面部痤疮较前明显减少，距下次经期 7 天，舌质红苔黄，脉沉有力。

处方：经期用通胞调经合剂，5 瓶，每次 50mL，每日 2 次，温服；经后守 4 月 3 日方加女贞子 15g 滋阴补肾，15 剂，每日 1 剂，水煎分早晚温服。

五诊～八诊（2018 年 5 月 24 日 ~2018 年 9 月 20 日）：

效不更方，继续依照前法周期治疗，月经周期基本正常，无不适。分别于8月18日、9月20日行经。

九诊（2018年10月10日）：于10月8日排卵期同房，现偶有小腹隐痛，纳可，眠差，多梦，二便正常，舌质红，苔黄，脉沉。

处方：通胞消瘕合剂，10瓶，每次50mL，每日2次，温服；固肾安胎丸，2盒，每次1包，每日3次，口服。

十诊（2018年10月22日）：末次月经为9月20日，现停经32天，昨日外院查血HCG 52.89mIU/mL，P 20.15pg/mL。舌质红，苔黄，脉滑数。诊断为早孕，因患者既往有3次胎停育史，积极在吾师处保胎治疗。

处方：

黄芩炭30g　白术12g　白芍炭12g　焦生地20g
焦熟地30g　菟丝子30g　杜仲12g　续断12g
桑寄生12g　阿胶珠10g　砂仁6g　藕节炭30g
墨旱莲30g　甘草6g

7剂，每日1剂，水煎分早晚温服。

十一诊（2018年10月29日）：现停经39天，偶有腰酸，无腹痛及阴道出血，10月24日本院查HCG 239.5mIU/mL，P16.22ng/mL。10月28日复查HCG 2278mIU/mL，P16.28.18ng/mL。

处方：守10月22日方，7剂，每日1剂，水煎分早晚温服。

十二诊（2018年11月12日）：现停经53天，11月10日查血HCG 101312mIU/mL，P 32.48ng/mL。今日本院查超声示：宫内见孕囊34mm×22mm，见卵黄囊及胎芽6mm×3mm，见胎心，内膜厚13mm。现无腰酸，无腹痛，舌质红，苔黄，脉滑数。

处方：继服上方，7剂，每日1剂，水煎分早晚温服。

十三诊（2018年11月27日）：现孕67天，服药无不适，早孕反应可，晨起恶心，眠差，二便正常，舌质红苔黄，脉滑数。

处方：

黄芩炭30g　白术炭12g　柏子仁12g　炒酸枣仁10g

菟丝子30g　姜竹茹10g　白芍12g　甘草6g

6剂，每日1剂，水煎分早晚温服。

十四诊（2018年12月11日）：现孕$11^{+4}$周，预约12月20日查NT，现早孕反应已过，眠差症状较前好转，舌质红，苔少，脉滑数。余无不适。待查NT后再做处理。

十五诊（2018年12月20日）：今日本院查NT示：宫内见一胎儿，胎心率161次，有胎动，胎盘位于后壁，0级，胎盘厚度14mm，羊水深度42mm，头颅光环显示，脑中线居中一切正常。脊柱及四肢未见异常，心脏正常，胃泡显示，肠管未见明显回声增强。胎儿状态良好。嘱停药密切观察。

**按语：**由于本案患者反复胚胎停育3次后未避孕未孕1年余，诊断为滑胎、继发性不孕，本案中患者胞宫受3次故疾损伤，导致胞宫胞脉邪蕴累积不去，故胞宫瘀血积滞，瘀久化生湿热，故患者处于湿热瘀滞胶着状态，胞宫胞脉邪气不除则妊养胞胎无力，故屡孕屡堕。胡教授重点把握“湿热瘀阻”之病机，从“湿热瘀”着手，予以调补冲任、清热利湿、活血化瘀之法。

本案，胡教授采用分期论治：平时用通胞消瘕合剂，调补冲任，清热消瘕，逐瘀消癥，标本同治。加用当归养血活血，香附、益母草、丹参、白芍行气活血，大青叶清热解毒，生地黄、熟地黄、杜仲、山萸肉调补肝肾，合用红金消结胶囊等药物，共奏清热消瘕之效，以改善胞宫胞脉内环境，改善胞宫胞脉孕载功能。经期用通胞调经合剂针对经前血海充盈、经期血室正开的生理特点，根据因势利导的原则，抓住经期这一消瘕祛邪的有利时机，温、活、行、补同用，共奏活血逐瘀、益气温肾、理气消瘕、调经止痛之功。胡教授根据胞脉蓄溢时期的不同阶段，顺应各个阶段的生理变化，循时施治，从根本上改善宫腔内环境。

九诊时患者已妊娠，可见辨证准确，用药得当，效果显著。孕后患者虽无腹痛及阴道流血，但基于肾虚之体质特点，需继续保胎治疗达到没有流产症状，且超过上次流产停经月份而止。孕期继续予以安胎饮固肾养血、清热养阴、止血安胎，方中以寿胎丸为主方补肾固冲安胎，黄芩、白术为安胎圣药，黄芩炭清热安胎，白术健脾益气安胎，白芍炭收敛养血安胎，焦生地、焦熟地养阴清热、补血止血而安胎，墨旱莲、藕节炭凉血止血，砂仁既安胎护胃，防他药滋腻之弊，甘草调和诸药。诸药合用，使肾强而胎元稳固，热清而冲任安定，不仅固摄胎元，更注重养血益精，促进胚胎正常发育。

患者胞宫胞脉固有旧疾，胡教授从旧疾着手，修复胞宫胞脉之损伤，清热消瘕，祛邪消癥，除旧换新，祛腐生新，调补冲任，胞脉功能修复方能受孕。孕后安胎清热、养血益精、固摄胎元，助妊胎在优良环境中发育成长。

**案5** 李某，女，25岁。2012年8月7日初诊。

主诉：未避孕未孕1年余，不良孕产史2次。

现病史：婚后两年，夫妻同居生活，性生活正常，男方精液分析结果正常，近1年余未避孕一直未孕。既往有一次胎停育，一次自然流产。平素月经规律，经期5~7天。末次月经2012年7月28日，经量少，色暗，腹痛，7天净。孕2胎停1自然流产1。2012年8月7日阴超（河南中医药大学第一附属医院）示：子宫51mm×35mm×46mm，内膜厚7.5mm，右侧卵巢内无回声（卵泡？囊肿？）。舌质红，苔黄，脉沉。

中医诊断：滑胎；不孕症；断绪；瘕聚；带下。

西医诊断：复发性流产；继发不孕；不良孕产史；盆腔炎。

处方：

1. 通胞消瘕合剂，8瓶，每次50mL，每日2次，温服。
2. 丹鳖胶囊，2盒，每次4片，每日3次，口服。
3. 红金消结胶囊，3盒，每次4片，每日3次，口服。

二诊（2012年9月3日）：末次月经2012年8月25日，经量少，色暗，腹痛，7天净。今日阴超示子宫内膜厚8mm，考虑子宫内膜过厚，本月放弃行子宫输卵管造影术。

处方：

1. 当归30g　黄芪15g　生地黄30g　熟地黄30g
金银花30g　蒲公英30g　败酱草30g　丹皮30g
炒薏苡仁30g　益母草30g　香附20g　菟丝子30g
狗脊15g　鸡血藤30g　赤芍12g　甘草6g

14剂，每日1剂，水煎分早晚温服。

2. 少腹逐瘀胶囊，2盒，每次1袋，每日3次，口服。

三诊（2013年3月21日）：停诊半年，现已近2年未避孕未孕。末次月经2013年3月11日，量偏少，色暗，腹痛，7天净。现已干净3天。舌质红，苔黄，脉滑数。今日行子宫输卵管造影术。

处方：

| | | | |
|---|---|---|---|
| 黄芪15g | 金银花30g | 蒲公英30g | 败酱草30g |
| 白花蛇舌草30g | 香附20g | 茜草炭15g | 益母草30g |
| 牡丹皮10g | 炒薏苡仁30g | 重楼10g | 广木香10g |
| 白蔹12g | 地榆炭15g | 墨旱莲30g | 甘草6g |

5剂，每日1剂，水煎分早晚温服。

四诊（2013年3月25日）：3月21日本院子宫输卵管造影示：双侧输卵管通而不畅；盆腔粘连。结合造影结果，考虑患者不孕因输卵管通而不畅。

处方：3月21日方加猫爪草30g，10剂，每日1剂，水煎分早晚温服以加强解毒散结通络之功效。

五诊（2013年4月6日）：服药无不适，湿热好转，现距经期3天，乳房胀痛，舌质红，苔黄，脉沉滑。

处方：3月25日方加土鳖虫10g，继服10剂，每日1剂，水煎分早晚温服；经期药用通胞调经合剂，5瓶，每次50mL，每日2次，口服血府逐瘀胶囊，2盒，每次6粒，每日2次；经舒颗粒，2盒，每次1袋，每日2次以祛邪消瘕。

六诊（2013年4月17日）：末次月经为2013年4月9日，量偏少，色暗，有血块，轻微腹痛，腰酸，经前乳房胀痛，7

天净。舌质红，苔黄，脉沉。

处方：守上方，继服10剂，每日1剂，水煎分早晚温服。

后按照此方法继续治疗至2013年6月，患者顺利怀孕。因患者有2次不良孕史，孕后继续保胎治疗，于2014年6月7日足月剖产1子。

**按语：**本案患者1年余未避孕一直未孕，可诊断为不孕症，且既往胎停1次，自然流产1次。《医宗金鉴·妇科心法要诀》曰："女子不孕之故，由伤其冲任也。"患者的两次不良孕史必然损伤冲任、胞宫、胞脉。同时，其子宫输卵管造影提示双侧输卵管通而不畅、盆腔粘连，此因素影响正常排卵和孕卵的输送。故胞脉不通、冲任损伤，正是造成此患者不孕的主要原因。

中医认为，任主胞胎，冲任之本在肾。本案患者先天禀赋不足，肾气亏虚，以致胎元不健，故其胎自堕；而堕胎后血室正开，邪毒易乘虚侵袭胞宫，日久成瘀，瘀久化热，瘀热互结，则冲任胞脉不通，难以受孕，孕后更因胞宫瘀滞，难以妊养胞胎，故屡孕屡堕。究其病机，为肾气血瘀，湿热瘀阻，舌质红，苔黄，脉滑数亦为湿热内蕴之象。

故治疗上当以补肾益气、活血化瘀、清利湿热为原则。方以黄芪益气健脾以生血行血；金银花、蒲公英、败酱草、白花蛇舌草、益母草、炒薏苡仁以清热解毒、利湿祛瘀；香附、丹皮、广木香行气活血；茜草炭、地榆炭凉血止血；白蔹、重楼清热解毒、消痈散结；墨旱莲滋补肝肾、凉血止血。全方补、清、行三法并用，益气清热消瘕，改善胞宫胞脉内环境。本案中胡教授亦注重分阶段用药，顺应月经周期的气血变化特点，善于抓住经期血室正开的生理特点，根据因势利导的原则，抓住经期这一消瘕祛邪的有利时机，经期应用通胞调经合剂、血府逐瘀胶囊、经舒颗粒以使胞宫胞脉瘀滞得以顺利外排。经综合治疗，肾气充，气血和，任通冲盛，自能摄精成孕。

**案6** 何某，女，33岁。2018年4月24日初诊。

主诉：同房后阴道出血半年。

现病史：平素月经规则，经前经后腰痛。孕2剖1胎停育清宫1（剖宫产前）。近半年仅房事4次，房事后带下夹血，末次月经4月17日，月经量少，3天净。现腰痛，腹部不适。今查阴超（月经周期第7天）：子宫45mm×40mm×52mm，多发性子宫肌瘤13mm×10mm，9mm×9mm，见多个不均质回声结节，有包膜<10mm。子宫肌层回声不均（子宫腺肌症）。内膜厚5mm，回声不均，左卵巢30mm×18mm，小卵泡数大于12个，右卵巢30mm×18mm，内见13mm×10mm小卵泡。余未见明显异常。舌质红，苔黄，脉沉。

中医诊断：盆腔炎性疾病后遗症；癥瘕；带下；月经过少。

西医诊断：盆腔炎；多发性子宫肌瘤；月经不调；子宫腺肌症。

处方：

1. 当归30g　川芎15g　香附20g　菟丝子30g
   杜仲12g　巴戟天12g　山萸肉12g　夏枯草18g
   马齿苋30g

10剂，每日1剂，水煎分早晚温服。

2. 通胞消瘕合剂，8 瓶，每次 50mL，每日 2 次，温服。

二诊（2018 年 5 月 21 日）：服药后月经推迟 13 天，末次月经 4 月 13 日，量可，7 天净，经前腹痛，阴道排出物较多，排卵期腹胀，经期腹痛，舌质红，脉沉。

处方：治则不变，上方加白芍 12g，白术 12g，继服 20 剂，水煎分早晚温服。

三诊（2018 年 6 月 11 日）：服药后腹痛、腰痛症状消失，白带正常，末次月经 5 月 13 日，现腰酸沉，下腹偶有胀痛，今日血 HCG 239mIU/mL，便溏，每日 3~4 次，晨起轻微恶心，反胃，舌质淡红苔薄黄，脉滑数。

处方：

| | | | |
|---|---|---|---|
| 黄芩 30g | 白术 15g | 菟丝子 30g | 生地黄 20g |
| 熟地黄 20g | 杜仲 12g | 寄生 12g | 川断 12g |
| 藕节 30g | 砂仁 6g | 阿胶珠 6g | 白芍 12g |
| 旱莲草 30g | 甘草 6g | 姜竹茹 10g | |

7 剂，每日 1 剂，水煎分早晚温服。

四诊（2018 年 6 月 25 日）：上次服药保胎后 HCG 及孕酮随孕周增长理想。今复查阴超示：宫内孕 22mm × 11mm，见卵黄囊及 3mm × 2mm，胚芽，见胎心，内膜厚 10.8mm。盆腔积液 63mm × 13mm。透声好，多发子宫肌瘤，直径均 10mm。子宫肌层局部回声不均匀（腺肌症）。

五诊（2018 年 8 月 15 日）：NT 示宫内妊娠单活胎，临床孕周：$13^{+1}$ 周超声孕周 $13^{+3}$ 周，未见胎儿发育异常。

**按语：** 患者经期前后腰痛、腹痛，月经量少，房事后带下夹血，故诊断为盆腔炎性疾病后遗症。患者既往有剖宫产及清宫病史，使肾气受损，湿热之邪侵袭胞宫胞脉，瘀阻于内，不通则痛。瘀血日久成癥，故有多发性子宫肌瘤。同房后阴道出血，经期前后腰痛、腹痛，故辨为肾虚湿热瘀结。《金匮要略》记载："妇人腹中诸疾痛，当归芍药散主之。"可见瘀血是妇人腹痛的一个发病因素。

通胞消瘕合剂方中党参、黄芪益气健脾以生血行血；杜仲、巴戟天调补冲任、固肾止带；鳖甲滋阴软坚、散结消癥；延胡索活血行气止痛；金银花、连翘、败酱草、白头翁、炒薏仁共奏清热解毒、利湿祛瘀之功；甘草调和诸药。全方健脾固肾、清热利湿、理气消癥，标本同治。加用当归、川芎、香附以行气活血，菟丝子、杜仲、巴戟天、山萸肉以调补肝肾，夏枯草、马齿苋加强清热解毒之功。

患者治疗过程中意外怀孕，因有胎停育病史及多发性子宫肌瘤存在，为防治孕胎不牢及胞宫癥瘕积聚变大，影响妊胎发育，故治以清热安胎之法，以自拟方（安胎饮）治之。服药保胎后HCG及孕酮随孕周增长理想。嘱患者避免劳累，饮食清淡，积极监测胎儿生长发育情况。

**案7** 刘某，女，36岁。2016年3月29日初诊。

主诉：16天前试管移植胚胎失败后身体调理。

现病史：未避孕未孕11年，久治不效，经检查双侧输卵管阻塞不通。平素月经周期规律，曾查有弓形虫感染，经治疗已转阴。曾尝试一次试管移植胚胎失败，孕0。16天前再次试管移植胚胎亦失败，孕胚已用完，现情绪低落，闷闷不乐。舌质红苔黄，脉沉。

中医诊断：全不产；瘕聚。

西医诊断：原发性不孕；子宫内膜炎；盆腔炎。

处方：通胞消瘕合剂，12 瓶，每次 50mL，每日 2 次，温服。加菟丝子 30g，香附 10g，山萸肉 30g，广木香 10g。

培坤丸，5 盒，每次 1 袋，每日 3 次，口服，以补肾养冲任。

红金消结胶囊，3 盒，每次 1 袋，每日 3 次，口服，以祛瘀散结。

二诊（2016 年 4 月 12 日）：末次月经 3 月 31 日，5 天净，腰酸，经前腹痛，晨起口苦，口干，小便黄。今复查输卵管造影：双输卵管通而不畅。查阴超：子宫 48mm × 37mm × 46mm，内膜厚 8.7mm，左卵巢 34mm × 20mm，内见 17mm × 11mm 囊性回声，右卵巢 29mm × 15mm，内见 12mm × 12mm 囊性回声，超声提示：双侧卵巢囊肿。舌质红苔黄根部厚腻，脉沉有力。

处方：服通胞消瘕合剂，12 瓶，每次 50mL，每日 2 次，温服；培坤丸，4 盒，每次 1 袋，每日 3 次，口服；红金消结胶囊，3 盒，每次 1 袋，每日 3 次，口服。

三诊（2016 年 4 月 26 日）：末次月经 3 月 30 日，7 天净，经前乳胀，晨起口苦，口干，小便黄，大便黄，下月准备移植胚胎，舌质红苔黄，脉沉。

处方：

1. 经期方：通胞调经合剂，6 瓶，每次 50mL，每日 2 次，温服；加：山萸肉 20g，益母草 20g，川牛膝 20g。

2. 经后方：通胞消瘕合剂，12 瓶，每次 50mL，每日 2 次，温服；加：山萸肉 20g，香附 20g，沙苑子 20g，香附 20g。

妇宁胶囊，3盒，每次3粒，每日3次，口服。

培坤丸，4盒，每次1袋，每日3次，口服。

红金消结胶囊，3盒，每次1袋，每日3次，口服。

四诊（2016年5月）：2016年5月解冻胚胎移植成功，一直正常妊娠。

五诊（2017年3月31日）：于2017年2月剖宫产一男婴，现产后2个多月，乳少。开下乳方。

六诊（2017年4月13日）：随访，服下乳方后乳汁量改善明显，够哺乳。

**按语：**此患者未避孕未孕11年，故可诊断为不孕症，且既往从未怀孕过，为原发性不孕。《诸病源候论·妇人杂病诸候》记载："月水未绝，以合阴阳，精气入内，令月水不节，内生积聚，令绝子。"《金匮要略》记载："妇人宿有瘕病，经断未及三月，而得漏下不止，胎动在脐上者，为瘕痼害。"由此可见，瘀阻胞脉不仅影响摄精成孕，更会妨碍胚胎发育，引起流产。

患者胞宫受试管移植胚胎失败，导致胞宫胞脉邪蕴累积不去，故胞宫瘀血积滞，瘀久化生湿热，故患者处于湿热瘀滞胶着状态，胞宫胞脉邪气不除则妊养胞胎无力，再次移植失败。辨为胞宫胞脉瘀阻瘕聚证。

胡教授对本案分经期与非经期论治：经期用通胞调经合剂加山萸肉、益母草、川牛膝，针对经前血海充盈、经期血室正开的生理特点，根据因势利导的原则，抓住经期这一消瘕祛邪的有利时机，温、活、行、补同用，共奏活血逐瘀、益气温肾、理气消瘕、调经止痛之功。经后用通胞消瘕合剂，调补冲任、清热消癥、逐瘀消癥，标本同治。加用当归养血活血，香附、益母草、丹参、白芍行气活血，大青叶清热解毒，合用红金消结胶囊等药物，共奏清热消癥之功，改善胞宫胞脉内环境，提高孕育能力。同时注意用生地黄、熟地黄、杜仲、山萸肉调补肝肾。以补为主，补中有行，以促进子宫内膜的修复，配合培坤丸以加强补肾助孕之功。胡教授根据胞脉蓄溢的不同阶段，顺应各个阶段的生理变化，循时施治，从根本上改善宫腔内环境。

患者胞宫胞脉固有旧疾，胡教授从旧疾着手，修复胞宫胞脉之损伤，清热消癥、祛邪消癥、调补冲任，胞脉功能修复方能受孕。

**案8** 王某，女，30岁。2018年4月16日初诊。

主诉：未避孕未孕1年余，经期腹痛3个月。

现病史：结婚4年余，婚后性生活正常，近1年余未避孕未孕。2013年因经常性鼻出血于当地医院查血常规示：血小板较正常偏少，为（20~30）$\times 10^9$/L，诊为紫癜，一直服用中成药治疗至今（具体药物不详）。13岁初潮，平素月经周期规律，量偏少，3个月前开始经期腹痛。末次月经2018年4月4日，量少，经期腹痛，5天净。孕0。2018年4月15日（河南中医药大学第一附属医院）阴超示：子宫62mm×42mm×56mm，内膜11.4mm，回声不均。左卵巢39mm×24mm，内见19mm×15mm、17mm×16mm囊肿，伴点状强回声（巧克力囊肿？）；右卵巢43mm×32mm，内见23mm×17mm卵泡，巧克力囊肿14mm×12mm；盆腔积液31mm×17mm；血常规：血小板31×$10^9$/L；皮肤见多处片状紫癜。舌质红，苔黄，脉沉。

中医诊断：不孕症；全不产；痛经；皮肤紫癜；鼻衄；癥瘕（肾虚血瘀）。

西医诊断：原发性不孕症；痛经；子宫内膜炎；紫癜；血小板减少；卵巢巧克力囊肿。

处方：

1. 黄芪 12g　金银花 20g　蒲公英 20g　败酱草 20g
杜仲 12g　桑寄生 12g　阿胶珠 6g　炒薏苡仁 20g
墨旱莲 30g　山萸肉 12g　熟地黄 20g　砂仁 6g
香附 20g　菟丝子 30g　巴戟天 12g　甘草 6g

10 剂，每日 1 剂，水煎分早晚温服。

2. 鳖甲煎丸，1 盒，每次 3g，每日 2 次，口服。

二诊（2018 年 4 月 26 日）：服上药无明显不适，末次月经 2018 年 4 月 4 日，现距经期 1 周。舌质红，苔黄，脉沉有力。考虑其经行腹痛，现正值经前，故加强活血化瘀止痛之力。

处方：4 月 16 日方基础上去砂仁、熟地黄，加蒲黄 10g，五灵脂 10g，7 剂，每日 1 剂，水煎分早晚温服，增强逐瘀止痛之力以缓解经期腹痛。经期药用通胞调经合剂，5 瓶，每次 50mL，每日 2 次，温服；月事喜丸，1 盒，每次 1 袋，每日 3 次，口服以活血逐瘀、温肾调经，因势利导，引血下行。

三诊（2018 年 5 月 14 日）：末次月经 2018 年 5 月 2 日，经量较少，色正常，经期无腹痛、腰酸，经前 3 天轻微乳房胀痛，5 天净。现值月经周期第 13 天，昨日阴道出现拉丝样白带，近期有房事，睡眠好转，舌质红，舌苔黄，脉沉。

处方：4月26日方基础上去杜仲、桑寄生，加益母草20g，沙苑子12g，14剂，每日1剂，水煎分早晚温服；鳖甲煎丸，1盒，每次1袋，每日3次，口服。

四诊（2018年6月11日）：虽未避孕，但未孕。月经于2018年5月30日来潮，量较前增多，色暗红，无腹痛，4天净。2018年6月6日于河南省计划生育研究院行输卵管造影示：正常子宫形态；左侧输卵管伞端粘连，不全梗阻；右侧输卵管壶腹部远端粘连，不全梗阻。术后阴道少量出血已6天，现未净，精神紧张。

处方：因患者不想自煎中药服药，现改用中成药及院内制剂以方便患者服药。因造影示输卵管不全梗阻，且阴道出血未止，现以逐瘀消癥、化瘀止血为要，拟下方治之。

1. 非经期

通胞消瘕合剂，10瓶，每次50mL，每日2次，温服。

丹黄祛瘀胶囊，每次3粒，每日3次，口服。

葆宫止血颗粒，2盒，每次1袋，每日3次，口服。

2. 经期药

通胞调经合剂，5瓶，每次50mL，每日2次，温服。

五诊（2018年7月9日）：服上药2天，阴道出血停止。排卵期见拉丝样白带，未行房。现距经期10天，阴道无出血，无腹痛。末次月经2018年6月29日，量一般，无腹痛，5天净。舌质红，苔黄，脉沉。

处方：非经期内外合治，内服通胞消瘕合剂，10瓶，每次50mL，每日2次，口服；鳖甲煎丸，1盒，每次1袋，每日3次，口服；同时配合通胞化瘀灌肠合剂，10瓶，每次

100mL，每日1次，睡前保留灌肠，通过直肠黏膜的渗透作用，使药物发挥有效作用，改善盆腔血液循环，软化粘连，改善输卵管梗阻。经期药用通胞调经合剂，8瓶，每次50mL，每日2次，口服，以祛邪消瘕。

六诊（2018年8月6日）：末次月经2018年7月28日，前3天经量可，第4天开始经量减少，无不适（痛经愈）。已灌肠20天，于本院妇产科行输卵管通液术100mL检查：前10mL稍有阻力，加压后阻力消失，可见约2mL液体反流，余流入盆腔（见子宫前方液性暗区约50mm×50mm，后方有50mm×50mm液性暗区）。

处方：治疗有效，继用当前治疗方案。通胞消瘕合剂，10瓶，每次50mL，每日2次，温服；鳖甲煎丸，1盒，每次1袋，每日3次，口服；通胞化瘀灌肠合剂，10瓶，每次100mL，每日1次，睡前保留灌肠。加用培坤丸，3盒，每次1袋，每日3次，口服以补肾健脾、益气养血以调经促孕。

七诊（2018年9月3日）：末次月经2018年8月24日，经量较前增多，无腹痛，6天净。舌质红，苔黄，脉沉。

处方：继用当前治疗方案。非经期内服通胞消瘕合剂，10瓶，每次50mL，每日2次，口服；鳖甲煎丸，1盒，每次1袋，每日3次，口服；丹黄祛瘀胶囊3盒，每次3粒，每日3次。通胞化瘀灌肠合剂，10瓶，每次100mL，每日1次，睡前保留灌肠，以改善盆腔血液循环，软化粘连。经期药用通胞调经合剂，5瓶，每次50mL，每日2次，口服以祛邪消瘕。

八诊（2018年11月1日）：末次月经2018年10月22日，

量正常，6天净。舌质红，苔黄，脉沉。今日复查阴超：子宫53mm×44mm×47mm，内膜厚4.7mm；左卵巢46mm×29mm，内见17mm×11mm、17mm×9mm无回声，透声差；右侧卵巢36mm×31mm，内见17mm×11mm、9×9mm小卵泡；双侧卵巢小卵泡数均大于12个。

处方：本次阴超示已无巧克力囊肿征象，说明治疗有效。非经期用通胞消瘕合剂，10瓶，每次50mL，每日2次，口服；非经期药用培坤丸，3盒，每次1袋，每日3次，口服；调经种子丸，3盒，每次1袋，每日3次，口服以调经促孕。经期药继用通胞调经合剂，5瓶，每次50mL，每日2次，口服以祛邪消瘕。在当前治疗方案的基础上加用补肾调经促孕之药，使冲盛任通，自能摄精成孕。

九诊（2018年12月5日）：末次月经2018年11月25日，量正常，6天净。舌质红，苔黄，脉沉。今日复查阴超：盆腔器官均正常，右卵巢见一优势卵泡，发育良好，16mm×16mm，盆腔少量积液。

处方：继续当前治疗方案，嘱其本月避孕治疗1个月。

十诊（2019年3月12日）：按以上治疗方案继续治疗至2019年1月24日停药。末次月经2019年1月22日，现宫内孕7+1周，近日阴道见少量褐色分泌物。舌质红，苔黄，脉滑数。2019年2月27日查：P 27.35ng/mL，HCG 18020mIU/mL；阴超：宫内孕$6^{+4}$周，孕囊22mm×19mm，胚芽3.2mm，见原始心管搏动，余未见异常。经治疗，患者已怀孕，但因其肾虚之本，受孕初期胎元不固，故出现阴道少量流血，予安胎治疗。

中医诊断：怀子（肝肾阴虚）。

西医诊断：宫内早孕；先兆流产。

处方：

黄芩炭 30g　白术炭 12g　白芍炭 10g　焦生地 20g
焦熟地 30g　菟丝子 30g　藕节炭 30g　杜仲 12g
川断 12g　桑寄生 12g　阿胶珠 10g　砂仁 6g
墨旱莲 30g　甘草 6g

8 剂，每日 1 剂，水煎分早晚温服。

十一诊（2019 年 3 月 25 日）：现孕 $8^{+6}$ 周，轻微早孕反应，阴道见少量暗褐色分泌物，无腹痛，余正常。阴超示：宫内见 52mm × 22mm 孕囊，见一胎儿，双顶径 11mm，头臀径 23mm，见胎心，宫腔积血 14mm × 9mm，单侧子宫内膜 8.2mm，余均正常，继予胡教授自拟方安胎饮以清热安胎止血。

十二诊（2019 年 4 月 11 日）：现孕 $11^{+2}$ 周，早孕反应减轻，近日无阴道出血。大便 2~3 日一次。嘱其预约 NT 检查。定期做产前检查。

**按语：**此患者初诊时主诉 1 年余未避孕未孕，且既往从未受孕过，可诊断为原发性不孕，不孕症常是很多疾病的继发疾病。对于不孕症的治疗，胡教授强调应首辨病因。《女科经纶》引朱丹溪之言曰："男不可为父，得阳道之亏者也；女不可为母，得阴道之塞者也。"意思是男方不能生育，主要在于肾精亏虚；女方不能生育，主要在于生殖系统的异常。临床中女性不孕症的病因以月经不调、排卵障碍和输卵管因素居多。此患者病情较为复杂，除不孕症外，尚合并紫癜、血小板减少、卵巢巧克力囊肿、双侧输卵管不全梗阻。

中医认为，肾主生殖。本案患者肾虚为本，肾阴虚则冲任血海亏虚，经血化源不足，月经量少。肾气虚则不能推动气血运行，且机体正气不足，湿热邪毒易乘虚侵袭，致使胞宫瘀血阻滞，冲任失养故难以受孕。且瘀久化热，血热则迫血妄行，血溢脉外，故皮肤出现紫癜。邪瘀胞宫胞脉，气血运行受阻，不通则痛，故经期下腹部疼痛；《金匮要略》指出“血不利则为水”，血瘀日久，影响水液代谢，盆腔出现粘连，痰瘀互结，形成巧克力囊肿。所以其主要病机为肾虚血瘀，水热互结。

此案不孕症之根本在于肾虚，主要病机为肾虚血瘀、水热互结。治疗上，当以补肾益气、活血化瘀、清利湿热为原则。方中黄芪、菟丝子、巴戟天、杜仲、桑寄生、山萸肉、墨旱莲、熟地黄、阿胶珠益气固冲、滋阴补肾；金银花、蒲公英、败酱草、白花蛇舌草、炒薏苡仁清利湿热；加少许行气之品香附既可行气以助逐瘀，又可防补益药物之滋腻壅滞而伤中气，砂仁行气亦可制熟地黄之滋腻，甘草调和诸药又可解毒。全方补、清、行三法并用，配合中成药鳖甲煎丸活血化瘀、软坚散结，正合本病之病机。

经治疗，患者痛经痊愈，可见治疗有效。针对患者的双侧输卵管不全梗阻，胡教授根据女性的月经周期生理特点，分阶段用药。非经期内外合治，内服通胞消瘕合剂、丹黄祛瘀胶囊以健脾固肾、清热利湿、理气消癥，祛邪而不伤正，补正而不留邪，使瘀通结散、热清湿去。同时配合通胞化瘀灌肠合剂外用，于非经期每日1次，睡前保留灌肠，以改善盆腔血液循环，软化粘连。经期以通胞调经合剂因势利导使经血下行，活血逐瘀，益气温肾，理气清热。治疗后，双侧输卵管通液示：双侧输卵管通而不畅，亦提示治疗有效。后加用调经种子丸补肾健脾、养血调经，培坤丸以补肾健脾、益气养血以调经促孕，使肾气旺足，气血调和，冲盛任通，自能摄精成孕。

经治疗，此患者顺利怀孕，但患者孕后阴道少量出血，有流产先兆，舌质红，苔薄黄，脉滑数，热象明显，方用安胎饮以固肾养血、清热养阴、止血安胎。方中含寿胎丸补肾固冲安胎；黄芩、白术为安胎圣药，黄芩清热安胎，白术健脾益气安胎，炒炭则加强止血之功；白芍炭收敛养血安胎；焦生地、焦熟地养阴清热、补血止血；墨旱莲、藕节炭凉血止血；砂仁行气安胎又顾护胃气，防他药之滋腻；甘草调和诸药。诸药合用使肾强而胎元稳固、热清而冲任安定，不仅固摄胎元，更注重养血益精，促进胚胎正常发育，以期患者正常妊娠。

## 三、产后身痛（产后风中综合病）

**案1** 张某，女，39岁。2017年3月20日初诊。

主诉：产后关节酸楚麻木3月余。

现病史：2016年10月14日足月顺产1女婴，产后汗出较多，恶风，四肢关节酸楚麻木，下肢尤甚，不敢直接坐在板凳上（需要坐垫）。曾于当地医院就诊（具体用药不详），疗效不佳。产后至今月经来潮3次，末次月经2017年3月16

日，现月经第5天。现自觉乏力，动则汗出，面色萎黄，偶有头晕，乳汁不足，食欲不佳，失眠，大小便正常。舌质淡红，苔薄白，脉沉细无力。平素月经正常，周期30天，经期7天，量正常。孕2产2，1子1女均体健。无传染病史。



中医诊断：产后风中综合病（气血两虚证）。

西医诊断：躯体形式障碍。

处方：

| | | | |
|---|---|---|---|
| 党参12g | 黄芪15g | 生地黄30g | 熟地黄30g |
| 阿胶珠6g | 忍冬藤30g | 丝瓜络10g | 伸筋草10g |
| 狗脊15g | 丹参15g | 石决明20g | 珍珠母30g |
| 煅龙骨30g | 煅牡蛎30g | 浮小麦30g | 五味子10g |
| 天麻10g | 酸枣仁30g | 合欢皮20g | 甘草6g |

10剂，每日1剂，水煎，分早晚饭后温服。

二诊（2017年4月10日）：四肢关节酸痛麻木较前略缓解，仍食欲不佳，失眠，舌质淡红，苔白，脉沉较前有力。

处方：守上方加砂仁6g，降香3g，15剂，每日1剂，水煎，分早晚饭后温服。

三诊（2017年5月2日）：四肢关节疼痛较前明显改善，现可直接坐板凳。纳眠及精神状态亦较前改善，舌质淡红，苔薄白，脉沉。

处方：守上方加川木瓜10g，10剂，每日1剂，水煎，分早晚饭后温服。

**按语：**我们再来分析此患者，患者处于产后，因产时耗气伤血，产后本为气血亏虚的状态。阴血亏虚，经脉失养则关节酸疼麻木；气虚卫外不固，则易感外邪，阻滞血脉，也可导致关节酸楚麻木。病机总属气血亏虚，经脉失养，风邪入络。另外，气虚则疲乏无力，动则汗出；血虚不能上荣髓海则头晕、失眠，不能上濡头面则面色萎黄；乳汁为气血所化，气血虚弱则出现缺乳；食欲不佳是脾虚之故；舌质淡红，苔薄白，脉沉细无力，亦为气血虚弱之征。

产后病的治疗原则是“勿拘于产后，勿忘于产后”，对于产后风中综合征的治疗，胡教授指出，该病气血亏虚是关键，病久邪深易兼瘀热。治疗应扶正祛邪，标本兼顾，用药勿过辛散，由于损及精血可导致阴精亏虚，阴不涵阳，虚阳浮越，故切不可犯虚虚之戒。对本患者的治疗是在其自拟方“产后身痛方”基础上进行加减，以益气养血为主，兼以通络止痛、潜阳敛汗。方以党参、黄芪益气；生地黄、熟地黄、阿胶珠养阴血；忍冬藤、丝瓜络、伸筋草通络止痛；丹参活血；阴血亏虚则阳易浮，故以石决明、天麻、珍珠母、煅龙骨、煅牡蛎滋阴潜阳兼以敛汗；狗脊祛风湿、补肝肾、强腰膝；浮小麦、五味子止汗；因患者失眠，故用酸枣仁养心安神，合欢皮解郁安神；甘草调和诸药。诸药同用，共奏益气养血、补肾填精、活血通络、祛风止痛之功。方中补气与补血相结合，补血活血相结合，补中有行，扶正为主，祛邪为辅，符合本病病机多虚多瘀，本虚标实的特点，故收效良好。

二诊方中酌加砂仁、木香，为虑及患者脾胃虚弱，补益之品易壅滞碍胃，故加行气之品，使补而不滞。三诊时患者正气复，血脉通，邪气散，痛消病愈，疗效满意。

本案属于产后风中综合征，因其发生在产后这一特殊时期，治疗时要注意结合妇人在此阶段的生理特点。胡教授对该病认识独到，所创经验方“产后身痛方”疗效颇著，值得我们学习运用。



**案2** 张某，女，42岁。2017年8月17日初诊。

主诉：小产后身痛恶风8月余。

现病史：8个月前患者孕3个月余突然阴道出血量多如崩，伴剧烈腹痛，阴道出血10多个小时后，自行骑车去当地医院就诊，诊为难免流产，即行清宫术，术中出血较多，未予输血治疗，术后身体极差，头晕、乏力情况下自行骑车返家，次日又远途往返医院输液治疗，途中体力透支，汗出较多，感寒受风，此后出现恶风、全身酸痛、自汗。当地医院化验检查排除风湿、类风湿等疾病，多方治疗无效后，又给予生附子、白附子、乌附片治疗1个月，发现肝功严重异常，不适症状加重，为求进一步治疗遂来我院就诊。时值三伏天，患者衣着棉袄、棉裤，戴皮帽、皮手套，脚穿棉鞋，在家闭门闭窗，现症见面色萎黄、精神萎靡、恶风怕冷、多汗、身痛、全身乏力、颈项强痛，体重下降20kg，饮食减少，夜间睡眠时有痛醒，大小便尚正常，舌质红，舌苔薄黄，脉细涩。

中医诊断：产后风中综合病（气血两虚，风中经络）。

西医诊断：躯体形式障碍。

治法：补气养血，滋阴潜阳，通络止痛。

处方：胡玉荃教授产后风中综合征经验方加减。

| | | | |
|---|---|---|---|
| 党参 12g | 黄芪 15g | 生地黄 20g | 熟地黄 20g |
| 忍冬藤 20g | 丝瓜络 10g | 络石藤 12g | 丹参 15g |
| 狗脊 15g | 石决明 20g | 珍珠母 30g | 煅龙骨 30g |
| 煅牡蛎 30g | 浮小麦 30g | 五味子 10g | 威灵仙 10g |

瓦楞子 10g　　甘草 6g　　阿胶珠 6g

14 剂，每日 1 剂，水煎分早晚温服。

二诊（2017 年 8 月 31 日）：服上药后，恶风汗出、身痛症状明显好转，肝功已降至正常范围，现气温在 25~28℃，已脱掉棉衣，身着秋装，面色较前红润，精神好转，活动后偶有心悸。夜间睡眠尚可，饮食欠佳（既往有慢性胃炎病史），小便正常，大便溏薄，舌质淡，苔薄白，脉沉细但较前有力。治疗奏效。

处方：守前方加砂仁 6g，甘松 10g，白术 15g 以养心健脾。14 剂，每日 1 剂，水煎分早晚温服。

三诊（2017 年 9 月 14 日）：现恶风汗出症状消失，心悸好转，遇冷时仍有肌肉酸痛，舌质红，舌苔薄白，脉沉细。

处方：初诊方加阿胶珠 6g，天麻 10g，伸筋草 10g 以增强养血祛风通络之效。14 剂，每日 1 剂，水煎分早晚温服。

**按语：**本案患者平素体质不佳，孕、产出血较多，后劳累过度失于调养，以致气血耗伤，筋脉失养，复感风寒邪气，寒邪留滞经络，阻塞气机，全身关节屈伸不利而发疼痛。本案以血虚为主，风寒阻络为辅，治以益气养血、温经通络，方选胡教授治疗产后风中综合征验方加减，以党参、黄芪、生地黄、熟地黄、阿胶珠滋养气血之品补气养血以培其本，五味子、浮小麦、珍珠母、石决明、煅龙骨、煅牡蛎敛汗潜阳，忍冬藤、丝瓜络、络石藤、狗脊、丹参祛风通络止痛以治其标。全方滋养气血为主，意在治病求本；邪正兼顾，扶正为主，兼顾祛邪。气血充足，则邪气自除，病自向愈。

本病临床也可配合使用三伏天灸、穴位贴敷、温针灸、督灸等中医特色疗法辅助治疗，以缓解患者痛苦，达到机体气血阴阳调和、筋脉舒畅、诸痛皆消的目的。

**案3** 徐某，女，41岁。2018年1月2日初诊。

主诉：诊刮术后身冷、怕凉半年余。

现病史：平素月经规律，半年前（2017年5月）因月经量多、长期阴道出血不止，于外院行诊刮术，术后病理提示：子宫内膜单纯性增生，术后用凉水洗澡后，发觉身冷，怕风怕凉，曾于8月8日熏蒸治疗一次，病症更甚，至今未愈，今为求进一步治疗来诊。现症见全身恶风、怕冷，心慌、气短，伴见肢体关节酸楚、疼痛，受凉后症状明显加重，易汗出，动则尤甚，纳差乏力，小便正常，大便干结。舌质淡红，舌苔薄白，脉细弱。孕1剖1。

中医诊断：产后风中综合病（气血两虚，寒邪阻络）。

西医诊断：躯体形式障碍。

治法：补气养血，通络止痛。

方药：胡玉荃产后风中综合病经验方加减。

| | | | |
|---|---|---|---|
| 党参 10g | 黄芪 15g | 生地黄 20g | 熟地黄 20g |
| 忍冬藤 20g | 丝瓜络 12g | 石决明 20g | 珍珠母 20g |
| 煅牡蛎 30g | 煅龙骨 30g | 阿胶珠 6g | 狗脊 15g |
| 乌药 10g | 桑寄生 12g | 丹参 15g | 伸筋草 10g |
| 甘草 6g | | | |

15剂，每日1剂，水煎分早晚两次温服。

二诊（2018年2月5日）：服药后气短改善，怕风怕冷明显改善，原膝盖痛、腿酸，经治疗后已愈。微凉风吹时已无不适。末次月经2018年1月12日，月经淋漓13天方净，量色可，有血块，舌质淡红，脉沉。

处方：拟上方15剂，每日1剂，水煎分早晚两次温服。

三诊（2018年2月26日）：末次月经2018年2月6日，量多，9天净。今晨用凉水洗手无明显疼痛，心慌气短明显好转，舌质淡红，苔薄黄，脉沉。

处方：拟上方加杜仲12g，15剂，每日1剂，水煎分早晚两次温服。

**按语**：本案患者月经量多，日久不尽，行诊刮术后，胞宫受损，气血正虚，但于此时冷浴，寒邪侵犯机体，致筋脉挛急而疼痛、关节酸楚；血虚气弱，脾胃不健则纳差乏力、心慌气短。胡玉荃教授治以补益气血、通络止痛、调补肾气。方用胡玉荃产后风中综合病经验方，方中党参、黄芪大补元气，气足则血旺，气旺则能帅血，阿胶珠、生地黄、熟地黄、丹参填补肾精、养血活血，以上诸药共用以匡扶正气，正气足则邪自除；忍冬藤、丝瓜络、伸筋草通络止痛；石决明、珍珠母、煅牡蛎、煅龙骨滋阴潜阳；狗脊、桑寄生补肾壮阳；乌药暖宫祛寒止痛；甘草调和诸药。全方共奏补气养血、通络止痛之功。经2个月治疗后患者症状基本消失，取得满意疗效。

**案4**　刘某，女，37岁。2020年6月4日初诊。

主诉：产后汗多怕风、经量减少6年，未避孕未孕2年。

现病史：2014年在局麻下行剖宫产，产后怕风，多汗，白发多，头痛。产后2个月后月经来潮，周期短，经量比前减少，3天净。正常性生活，未避孕未孕2年，曾双方共同治疗一直未孕，自诉卵泡发育不良。末次月经2020年4月11日，现月经周期第5天，夜尿频，2~3次/夜，大便正常。舌淡红，苔白，脉沉。平素月经规律，周期30天，经期7天。孕1产1。甲状腺结节病史，无传染病史。

中医诊断：产后风中综合病（气血不足，邪留于内）。

西医诊断：躯体形式障碍。

处方：

| | | | |
|---|---|---|---|
| 黄芪 15g | 当归 30g | 金银花 30g | 蒲公英 20g |
| 败酱草 30g | 大青叶 30g | 丹参 15g | 煅龙骨 30g |
| 煅牡蛎 30g | 炒薏苡仁 30g | 石决明 20g | 珍珠母 30g |
| 益智仁 15g | 制首乌 20g | 黑芝麻 10g | 狗脊 20g |
| 柏子仁 15g | | | |

14剂，每日1剂，水煎分早晚饭后温服。

二诊（2020年6月22日）：服药后乏力消失，夜尿1~2次/夜，饭后腹泻1~2次/日，距经期8天，既往经前腰痛，脉沉有力，舌淡红苔薄。

处方：

经期药：通胞调经合剂5瓶，每次50mL，2次/天；血府逐瘀胶囊2盒，6粒，2次/天；效佳继服上方，增丹参用量为20g，14剂，每日1剂，水煎分早晚饭后温服。

三诊（2020年7月13日）：末次月经2020年6月30日，经期症状较前改善，经量较前增多，腰痛，脉沉有力，舌淡红，苔薄黄。

处方：守上方继服14剂，每日1剂，水煎分早晚饭后温服。

**按语：**当归补血，黄芪补气，两者共为君药。金银花、蒲公英、败酱草、大青叶清热解毒以祛邪，丹参活血凉血；煅龙骨、煅牡蛎收敛止汗，合石决明、珍珠母重镇安神；柏子仁养心安神、止汗；益智仁固精缩尿，治疗夜尿频多；制首乌、黑芝麻，补肾养血乌发；狗脊补肾强腰膝，治疗腰痛；益智仁祛湿健运中土以滋气血生化之源。

本病基本病机是气血不足，外邪来犯，虚实夹杂。剖宫产后，元气大伤，气血亏耗。气虚不能固表，阴气不敛，阳气外泄，故汗出怕风，气血大伤故停经，发为血之余，故有白发。患者年近四十，肾气不足，加之此前剖产耗伤阴血，故有夜尿多、腰痛。气血不足，外邪易袭，从阴户直中，故有子宫内膜不均、子宫内膜炎。治疗时应调补气血，扶正祛邪。当归补血、黄芪补气，两者共为君药。益智仁祛湿健运中土以滋气血生化之源；制首乌、黑芝麻补肾养血乌发；狗脊补肾强腰膝，治疗腰痛；金银花、蒲公英、败酱草、大青叶清热解毒以祛邪，丹参活血凉血；煅龙骨、煅牡蛎收敛止汗，合石决明、珍珠母重镇安神；柏子仁养心安神、止汗；益智仁固精缩尿，治疗夜尿频多。如此治疗则正扶邪去，标本兼顾。

**案5** 黄某，女，36岁。2018年10月18日初诊。

主诉：产后受凉，足底麻、酸、疼1月余。

现病史：45天前足月顺产1女婴，产时受凉，足底有麻、酸、疼之感，足面凉，脚踝凉，恶露未净，夜睡时畏寒，着衣厚于常人，乳汁少，质清稀，舌质淡红，苔薄白，脉沉细无力。14岁月经初潮，平素月经正常，周期30天，经期7天，量正常。孕1产1。无传染病史。

中医诊断：产后风中综合病（气血两虚证）。

西医诊断：躯体形式障碍。

处方：

| | | | |
|---|---|---|---|
| 党参 10g | 黄芪 15g | 生地黄 30g | 熟地黄 30g |
| 防己 6g | 忍冬藤 30g | 阿胶珠 10g | 丹参 15g |
| 丝瓜络 10g | 络石藤 15g | 杜仲 12g | 鸡血藤 30g |
| 珍珠母 30g | 益母草 30g | 鹿角霜 20g | 狗脊 15g |
| 生牡蛎 30g | 煅牡蛎 30g | 甘草 6g | |

8剂，每日1剂，水煎分早晚饭后温服。

二诊（2018年12月2日）：诸症明显缓解，舌质淡红，苔白，脉沉较前有力。

处方：守上方继服。

三诊（2019年1月2日）：随访，病已治愈，停药，现可以穿裙子，已如常人。

**按语**：该病例为平素体质不佳，产时感受外邪，产程耗伤气血，筋脉失养，不慎感受风寒之邪，寒邪留滞经络，阻塞气机，关节屈伸不利疼痛，气血亏虚导致津气虚损更甚，血虚则精亏，舌质红，脉细数，在辨证施治的基础上，方选胡教授多年经验方，以党参、黄芪、生地黄、熟地黄、阿胶珠滋养气血，珍珠母、煅龙骨、煅牡蛎敛汗潜阳，忍冬藤、丝瓜络、鸡血藤、狗脊、丹参祛风通络、荣血止痛，纵观全方滋养气血为主，气血足，邪气自除。“治风先治血，血行风自灭”，故汗止、身痛自除。全方以肝经用药为主，养肝血以濡养筋脉，益气以固摄阴津，补肾填精以助精血化生，平肝潜阳，宁心安神。用药紧扣产后病机特点，则效如桴鼓。胡教授指出本案中治疗产后病常见误区，临证不可见怕风、怕冷、手足不温等阳虚之象，则予温热之药，失治误治易导致气血阴精进一步损耗。

## 四、盆腔炎性疾病后遗症

**案1** 樊某，女，31岁。2017年11月13日初诊。

主诉：右下腹痛半年。

现病史：半年前在郑州大学第二附属医院因早孕胚胎停止发育行清宫术，因既往时有小腹隐痛，术后腹痛较前加重，经期痛甚，再次于该院就诊，诊为附件炎，服药无效。后于他院查阴超诊为盆腔炎，经治疗后仍感小腹疼痛。现时感右下腹痛，甚至阵发性放射至大腿根部、胯部。阑尾检查（–），白带检查（–）。13岁月经初潮，周期30天，经期4天。末次月经10月22日，量中等，色暗红，无血块。2017年11月13日阴超：子宫体积53mm×32mm×54mm；左卵巢28mm×13mm；右卵巢49mm×33mm，右侧卵巢囊肿24mm×19mm；盆腔积液34mm×24mm，透声好，伴粘连带。孕1胚胎停育清宫1。舌质淡红，苔薄黄，脉沉细。

中医诊断：癥瘕（湿热瘀结兼气虚）。

西医诊断：盆腔炎性疾病后遗症；右侧卵巢囊肿。

治则：清热解毒，活血散结止痛。

处方：

1. 通胞消癥合剂，10瓶，每次50mL，每日2次，温服。

2. 半枝莲颗粒30g　夏枯草颗粒18g　重楼颗粒10g

广木香颗粒 10g　虎杖颗粒 15g　白头翁颗粒 30g

荔枝核颗粒 12g

10 剂，每日 1 剂，分早晚温水冲服。

3. 丹黄祛瘀胶囊，3 盒，每次 3 粒，每日 3 次，口服。

二诊（2017 年 11 月 30 日）：服药后腹痛明显减轻，但后腰部仍感不适。末次月经 11 月 22 日，轻微腹痛，量中等，5 天净。现咽痛，牙龈痛。舌质红，脉沉。

处方：守首诊第 2 方加当归颗粒 30g，川芎颗粒 15g，大青叶颗粒 30g，8 剂，每日 1 剂，分早晚温水冲服。

三诊（2017 年 12 月 8 日）：服药后腹痛症状消失，12 月 4 日房事后再次出现右侧小腹痛，次日加重，按之痛甚，有胀气。舌质紫暗苔白，脉沉。

处方：守首诊第 2 方加乌药颗粒 10g，赤芍颗粒 12g，10 剂，每日 1 剂，分早晚温水冲服。

四诊（2017 年 12 月 18 日）：右小腹痛及右后腰酸沉不适，距经期 4 天，脉沉细，舌质红，苔黄。复查彩超：子宫体积 49mm × 44mm × 54mm，内膜厚约 11.4mm；左卵巢 30mm × 11mm，右卵巢 35mm × 30mm，内见 16mm × 12mm（似卵泡）；盆腔积液 18mm × 10mm。检查提示盆腔积液较前减少。因未忌房事，嘱查尿早孕。

处方：

经期药：通胞调经合剂，5 瓶，每次 50mL，每日 2 次，温服；血府逐瘀胶囊，2 盒，每次 6 粒，每日 2 次，口服。（后因月经未潮未服）

五诊（2017 年 12 月 25 日）：末次月经 11 月 22 日，至

今未潮，现停经33天，今日查血HCG 5793mIU/mL，现腰酸、腹坠痛。因既往有胚胎停育史，恐再次流产，给予吾师保胎经验方安胎饮治疗。

处方：

黄芩炭30g　白术12g　白芍12g　生地黄20g

焦熟地20g　菟丝子30g　杜仲12g　续断12g

桑寄生12g　藕节炭30g　阿胶珠6g　砂仁6g

墨旱莲30g　甘草6g

7剂，每日1剂，水煎分早晚温服。

后因患者早孕反应明显，无法服用中药，且无明显不适，孕胎发育正常，无停孕流产之兆，故暂停药观察，嘱定期孕检。

**按语：**盆腔炎性疾病后遗症常常是由于盆腔炎性疾病未能及时正确地彻底治疗，或患者体质较差、病程迁延所致，主要表现是慢性盆腔痛、不孕、异位妊娠、炎症反复发作。本病案患者初诊时右下腹痛半年，甚至阵发性放射至大腿根部、胯部。B超提示右侧卵巢囊肿、盆腔积液，阑尾检查(－)，可诊断为盆腔炎性疾病后遗症慢性盆腔痛。

胡教授认为，盆腔炎性疾病后遗症慢性盆腔痛多因经期、分娩、宫腔操作、盆腔手术等血室开放，正气虚弱之时，寒、湿、热等邪气乘机内袭，与气血搏结，郁滞于胞宫胞脉，久而为瘀，不通而痛。寒、湿同为阴邪，郁遏阳气，阻滞气血，易从阳化热；瘀结日久，易于化热，病情迁延日久，正气必损。所以本病常见寒、湿、热、瘀、虚交互错杂，而以“虚”“瘀”“热”更为多见。病情复杂难愈、且易反复发作，其病机特点为本虚标实，病机转归不离乎“瘀”。在治疗方面，胡教授主张分经期和非经期不同阶段用药，口服和中药保留灌肠内外治结合；重视心理干预；强调多措并举“治未病”以预防复发。

分析本案，患者因手术清宫损伤肾气，且湿热之邪侵袭胞宫胞脉，瘀阻于内，不通则痛。经行之际，血聚胞宫，瘀滞更甚，故腹痛愈甚。此时为非经期，故方选胡教授验方制剂通胞消瘕合剂以清热利湿、祛瘀消癥；加半枝莲、重楼、虎杖、白头翁以增强清热利湿解毒之效，夏枯草、荔枝核共奏散结止痛之功，广木香可行气止痛；配服丹黄祛瘀胶囊可活血止痛、软坚散结；诸药合用使热清、毒解、结散、痛消。

二诊时自诉服药后腹痛明显减轻，守方加当归、川芎、大青叶。三诊时腹痛已完全消失，但患者诉有胀气，舌质紫暗苔白，脉沉，故加乌药以行气、赤芍活血化瘀。四诊时因考虑到患者处于经前，“经期宜逐”，经期可用通胞调经合剂、血府逐瘀胶囊益气补肾、逐瘀消癥，根据因势利导的原则，以顺应阴血下注血海之势，使胞宫胞脉瘀滞得以顺利外排；但患者此次月经一直未至，至五诊时查血HCG已示早孕，但有腰酸、腹坠痛。因既往有胚胎停育史，恐再次流产，胡教授以保胎经验方安胎饮治疗，服药7剂后，患者已无明显不适，孕胎发育正常，无停育流产之兆，故暂停药观察，嘱定期孕检。

盆腔炎性疾病后遗症常发生于经期、产后、术后体弱时，且易反复发作，迁延日久，所以如何指导患者提前预防是我们临床工作者的重中之重。

案2 张某，女，30岁。2015年5月11日初诊。

主诉：下腹部疼痛半年余。

现病史：2014年夏季宫内早孕行人流术后开始出现下腹部疼痛，在我院妇科门诊间断治疗，给予盆炎净片（一次3片，每日3次，口服），通胞化瘀灌肠合剂（每次50mL，每日2次，保留灌肠，院内制剂）等，症状有好转但未治愈。末次月经2015年4月13日，量中等，色暗，伴少量血块，下腹疼痛，经期5天。白带量多，色黄，饮食正常，失眠，大小便正常。舌质红，苔黄腻，脉滑。平素月经正常。孕5顺产2人流3。无传染病史。2015年4月2日超声示：子宫大小61mm×43mm×56mm，子宫内膜厚约8.5mm，回声偏强；左侧卵巢大小31mm×19mm，内见16mm×16mm囊性回声，透声差。右侧卵巢大小29mm×19mm，内见14mm×8mm无回声，透声好；紧贴右卵巢方见22mm×12mm不均质包块，CDFI：内部可见点条状血流信号；子宫直肠窝内见35mm×32mm液性暗区，透声稍差。

中医诊断：癥瘕（湿热瘀阻证）。

西医诊断：盆腔炎性疾病后遗症。

治法：清热利湿，化瘀消癥。

处方：

1. 经期方

黄芪15g　当归30g　红花10g　桃仁12g
白花蛇舌草30g　虎杖15g　赤芍12g　败酱草30g
益母草20g　广木香10g　川牛膝30g　猫爪草30g
炒薏苡仁30g　炮姜6g　甘草6g

8剂，每日1剂，水煎分早晚饭后温服。

2. 经后期方

通胞消瘕合剂，10瓶，每次50mL，每日2次，温服。

通胞化瘀灌肠合剂，10瓶，每次100mL，每晚保留灌肠1次。

二诊（2015年6月23日）：诉同房后下腹痛。末次月经2015年6月9日~15日，舌质红，苔黄，脉沉。

处方：守首诊方去红花、桃仁、川牛膝，加夏枯草18g，重楼10g，白蔹12g，15剂，每日1剂，水煎分早晚饭后温服；通胞化瘀灌肠合剂，15瓶，每次100mL，每日1次，晚上保留灌肠。

三诊（2015年7月28日）：末次月经2015年7月10日，色暗，腹痛减轻，腰痛，经期7天。平时下腹部不适，食欲不佳，失眠，大便溏。今日超声示：子宫大小60mm×58mm×52mm，子宫内膜8.2mm；左侧卵巢29mm×16mm，内回声正常，右侧卵巢30mm×20mm，内见16mm×13mm无回声。

处方：以6月23日方加酸枣仁15g，15剂，每日1剂，水煎分早晚饭后温服。

**按语：**中医古籍并无盆腔炎相关的病名记载，但在热入血室、妇人腹痛、带下、癥瘕积聚等病症中多有论述。西医学定义慢性盆腔痛为由各种功能性或器质性原因引起的，以骨盆及其周围组织疼痛为主要症状，时间超过6个月的一组疾病或综合征。

胡玉荃教授认为慢性盆腔炎常因经期、流产后胞宫空虚之时，摄生不慎，寒、湿、热毒之邪乘虚入侵，与气血搏结，凝滞胞脉，瘀阻于内，“不通则痛”；或湿热客于任带，致带脉失约、任脉不固而为病。本病病程日久，一方面“郁久化热”，无论寒邪还是湿邪，郁结日久，均易从阳化热，故临证虽寒、湿、热错杂，又常以热更为多见；另一方面“久病入络”，寒湿热毒之邪客于胞脉，阻滞气血，日久不散，瘀结日甚。不论病之初起为何因，其最终的病机转归往往不离乎“瘀”。临床上往往病证寒、湿、热错杂，瘀、虚并见，本虚标实。

胡玉荃教授在慢性盆腔炎的治疗上主张标本兼顾，分清主次，且分经期、非经期不同阶段施治，内服、外治相结合。

本案患者多孕多产，使胞宫、冲任损伤，湿热邪毒乘虚而入，阻滞胞脉，凝滞气血，不通则痛，日久成癥。湿热下注，损伤带脉，故带下量多色黄；舌质红，苔黄腻，脉滑，正是湿热瘀结之象。方中黄芪、甘草、炒薏苡仁补脾益气扶正；当归补血活血；红花、桃仁、川牛膝、炮姜、益母草活血化瘀通经；白花蛇舌草、虎杖、赤芍、败酱草、猫爪草共用可清热解毒、化瘀消癥；广木香理气止痛。配合胡玉荃教授验方通胞系列合剂：通胞消瘕合剂清热解毒、散结止痛；通胞化瘀灌肠合剂清热解毒利湿、通胞化瘀、消肿止痛。再加丹黄祛瘀胶囊增强活血止痛、软坚散结之功效。患者病程日久，所以治疗上在祛邪的同时注意扶助正气，本病经后以通胞消瘕合剂、通胞化瘀灌肠合剂意在求因治本，使热清湿去，瘀通结散，正气得复，气血和顺而诸症得消。

**案3** 张某，女，35岁。2008年10月9日初诊。

主诉：腹痛呈进行性加重半年。

现病史：半年前患者孕2个月外院保胎时胚胎停育行清宫术。术后出现腹痛，并呈进行性加重趋势，尤其经期腹痛更甚，曾用西药消炎治疗无效。末次月经2008年10月8日，现月经周期第2天，经行不畅，腹痛甚，小腹下坠。舌质暗，苔黄腻，脉滑数。平素月经周期23天左右，经后白带量多。孕3人流1，2次胚胎停育行清宫术。10年前因卵巢囊肿蒂扭转行右侧输卵管卵巢切除。现未避孕数月未孕。此次经前宫颈分泌物检查：解脲支原体（+）。经前阴超：子宫前位，52mm×40mm×48mm，内膜厚6.2mm，左卵巢32mm×20mm，内回声欠佳，右卵巢缺如。盆腔积液42mm×38mm。

中医诊断：妇人腹痛（湿热瘀结兼气虚）；滑胎。

西医诊断：盆腔炎性疾病后遗症；复发性流产。

治法：宜分阶段进行，经期益气化瘀调经，经后清热利湿、祛瘀止痛。

处方：

经期药：通胞调经合剂，5瓶，每次50mL，日2次，口服。

经后药：通胞消瘕合剂，12瓶，每次50mL，日2次，口服。

二诊（2008年12月8日）：服药已两个周期，诉首诊服药后月经按时净，腹痛很快消失。2018年11月14日月经错后6天来潮，5天净，一直未再发作腹痛。舌质淡红，苔薄黄，脉沉有力。按原方案继续巩固治疗。

三诊（2009年3月31日）：患者经5个月间断治疗，腹痛消失后一直未再发作，月经规律。今日复查阴超示：子宫附件未见异常（一侧卵巢缺如），盆腔积液消失。嘱停药待孕。

四诊（2009 年 6 月 11 日）：停药 3 个月，末次月经为 2019 年 5 月 3 日。于 6 月 9 日自查尿早孕（+），因有流产病史，思想有负担，自觉腹胀下坠，恐再流产，前来诊治。舌质红，苔黄，脉滑数。诊断为胎动不安（肾虚血热），治宜清热固肾安胎，给予“安胎饮”化裁治疗。

处方：

炒黄芩 30g　白术 12g　黑白芍 15g　焦生地 30g
焦熟地 30g　藕节炭 30g　黑杜仲 12g　川断 12g
桑寄生 12g　百合 10g　砂仁 6g　旱莲草 30g
桑椹子 12g　枸杞子 10g　菟丝子 30g　甘草 6g

7 剂，日 1 剂，水煎服。

五诊（2009 年 7 月 14 日）：服药后腹痛下坠症状消失，无出血。现已孕 2 个多月，阴超示：宫腔内见 55mm×40mm 妊囊，囊内见胎儿，双顶径为 13mm，头臀径 32mm，胎心搏动好。单侧子宫内膜厚 8 ㎜，双卵巢显示不清。推测宫内孕 $9^{+5}$ 周，与孕月相符。建议定期围产检查。

六诊（2010 年 5 月 17 日）：患者已于 2010 年 2 月 8 日足月剖宫产一女婴。现产后 3 个多月，婴儿健康，发育正常。

**按语：**古籍中无盆腔炎性疾病后遗症病名的记载，但根据其临床表现，可归属于“癥瘕”“妇人腹痛”“带下病”“月经不调”“不孕症”等范畴。本病以不孕、输卵管妊娠、慢性盆腔痛、炎症反复发作为主要临床表现，病因复杂，总体上可概括为“湿、热、瘀、寒、虚”5 个方面。胡玉荃教授认为盆腔炎性疾病后遗症常因经期、流产后胞宫空虚之时，摄生不慎，寒、湿、热毒之邪乘虚入侵，与气血搏结，凝滞胞脉，瘀阻于内，“不通则痛”；或湿热客于任带，致带脉失约，任脉不固而为带下病。临床上往往病证寒、湿、热错杂，瘀、虚并见，本虚标实。因此治疗时要标本兼顾，分清主次，分经期、非经期不同阶段施治，内服、外治相结合。此外还嘱咐患者注意经期、产后的卫生，注意起居饮食，调畅情志，以免病情反复，迁延难愈。

本例患者禀赋素弱，肾气不足，冲任不固，胞络失系，故屡孕屡堕。多次流产宫腔操作，使肾气受损，湿热之邪侵袭胞宫胞脉，瘀阻于内，不通则痛。经行之际，血聚胞宫，瘀滞更甚，经血欲排而被阻隔，故经行不畅，腹痛也愈甚；肾脾气虚，中气下陷，故见小腹下坠。内有湿热阻滞，故舌质暗，苔黄腻，脉滑数。本病辨证为湿热瘀结兼气虚，虚实兼夹。所以治疗上宜标本兼顾，在祛邪的同时注意扶助正气，只有正气足才能使疗效持久，愈后不易复发。“经期宜逐”，故以通胞调经合剂（院内制剂）益气补肾、逐瘀调经，顺势导下，使气通血活，瘀去痛消。经后当“求因治本”，以通胞消瘕合剂（院内制剂）清热利湿、祛瘀消癥、健脾固肾，使热清湿去，瘀通结散，正气得复，气血和顺而诸症得消。

患者不久后受孕，有胎动不安之象，胡教授给予“安胎饮”化裁治疗保胎，嘱其定期产检，后顺利诞下一女婴。

经期宜因势利导：胡玉荃教授认为经期血室正开，抵抗力降低，邪气易乘虚而入。同时盆腔充血，血液循环加速，也是祛邪消瘕的良好时机。“经期宜逐、宜温、宜行”，此时采用益气逐瘀、补肾温经、通络调经之法，顺势导下，使寒散、利湿、热清，胞宫胞脉积聚之邪有出路，气通血活，祛邪而又不伤正气。通胞调经合剂是胡玉荃教授治疗各种感染引起的盆腔炎、子宫内膜炎的经验方，一般于经期应用。

非经期应求因治本：慢性盆腔炎病程长、易反复，特别是在经后血海空虚之时，不但易感新邪，残余之旧邪也易趁虚作乱。所以胡玉荃教授认为经行之后，应及时“求因治本”，健脾补肾以扶助正气，消癥散结以祛除邪气，常用通胞消瘕合剂为主进行治疗。

内外合治：西医认为慢性盆腔炎常存在盆腔血液循环障碍，表现为子宫旁组织增生、粘连，甚至形成包块，难以根治，免疫力低下时致病菌又重新活跃而使病情反复发作。胡玉荃教授认为治疗本病的关键是改善盆腔血液循环，使增生粘连的组织松解消散，这样药物才能达于病所而发挥作用。临床上除口服中药外，胡玉荃教授常配合中药保留灌肠内外合治，全身与局部治疗相结合，以提高疗效，缩短疗程。常用胡玉荃教授通胞系列合剂之一“通胞化瘀灌肠合剂”于经净后保留灌肠，通过直肠黏膜的渗透作用，使邪随大肠而去，并能改善盆腔血液循环，促进炎症吸收、包块消散。

胡玉荃教授认为在治疗慢性盆腔炎时用大量清热解毒之品，把西医学所说的炎症等同于中医学所说的热毒是一种认识上的误区，背离了中医学的辨证论治精神。她在治疗时谨遵辨证施治，尤其重视固护人体正气，“正气存内，邪不可干”，所以几乎方方都有益气扶正之品，因为只有正气留存，才有抗邪能力，才能使疗效稳定持久，不易复发。

## 五、胎漏、胎动不安

**案1** 陈某，女，27岁。2017年12月14日初诊。

主诉：孕3个月，阴道出血19天。

现病史：末次月经不详，误把妊娠反应当胃痛治疗，曾在当地服止痛胃药7天，2017年10月26日在当地做胃镜显示：胆汁反流性胃炎伴中度糜烂。10月27日阴道出血量多，色红，无血块，2小时后减少，未予重视及治疗。因阴道淋漓出血，暗褐色，量少，至今未净，于当地医院行B超检查示：BPD 23mm，FL 8mm，见胎心，后壁胎盘厚约17mm，胎盘下缘近宫颈内口处可见27mm×14mm液性暗区，另有一同样大小的宫腔积血，羊水深度37mm。给予保胎治疗（具体用药用量不详）。2017年12月14日复查彩超：孕13周+4天，颅骨光环显示，脊柱、四肢均未见异常，胎盘位于子宫腔内后壁，0级，厚约14mm，胎盘下缘与宫壁间有两处积血，其中一处积血36mm×10mm×35mm。舌质红苔黄，脉滑数。12岁月经初潮，月经周期30天~2月余，经期4天，末次月经不详，量少，色暗，无血块。孕1。无重症及传染病史。

中医诊断：胎漏（肾虚证）；胃脘痛。

西医诊断：先兆流产；宫内孕13周+4天；胆汁反流性胃炎；糜烂性胃炎。

处方：

| | | | |
|---|---|---|---|
| 黄芩炭30g | 白术炭12g | 焦熟地20g | 阿胶珠6g |
| 焦生地20g | 墨旱莲30g | 藕节炭30g | 白芍炭15g |

菟丝子 30g　　杜仲 12g　　续断 12g　　桑寄生 12g
砂仁 6g　　甘草 6g

7 剂，每日 1 剂，水煎分早晚温服。

嘱患者卧床休息，勿劳动、活动，忌性生活。

二诊（2017 年 12 月 19 日）：孕妇服药 3 剂后，阴道出血停止，但仍有孕期胃肠道反应，恶心、反胃，服药后反胃，未呕吐，因有宫腔两处积血，故继续安胎止血治疗。

处方：上方加瓦楞子 12g，14 剂，每日 1 剂，水煎分早晚温服。

三诊（2018 年 1 月 9 日）：继续服药治疗，一直无阴道出血，无腹痛，胃部症状已好转。今日彩超示：宫内孕 17 周 + 1 天，宫腔两处积血已完全吸收。经 21 天治疗，宫腔积血消失，暂停用药，嘱定期孕检。

**按语：**本案患者起初误把妊娠反应当胃痛治疗，曾在当地服止痛胃药 7 天，后见阴道流血，做 B 超检查时才发现已孕 3 个月，此案提示我们“凡妇人病，入门先问经”，患者描述的症状并不一定完整，故临床医生一定要细心询问病史。

此案为胎漏案，胎漏是女性在妊娠期间出现少量阴道流血，不伴有腰酸、腹痛、小腹下坠等症状。发病机理是肾虚、血热、气血不足、跌仆瘀血等原因导致冲任气血失调，胎元不固。在治疗时若确认胎儿存活，则可遵循治病与安胎并举的原则，辨证治疗。在经过治疗后，若阴道出血渐止、诸症好转则可继续妊娠。

我们来了解一下胡玉荃教授对此病的看法：胡教授认为胎漏虽有肾虚、血热、气血不足、跌仆瘀血等不同原因，但临床诸因往往兼见而非独现，其中又以肾虚为病机的基础和核心，临床上以肾虚兼血热、血虚最为多见。在治疗方面胡玉荃教授认为固肾是安胎之本，养血是安胎之基，清热是固胎之要。固肾安胎、清热养血是临床最常用的治法。自拟保胎经验方——“安胎饮”，临床上可根据肾虚、血虚、血热的侧重，调整药量或药味，进行加减应用。

分析此病案，本案患者在初次就诊于胡教授门诊时，B超检查提示已孕3个月，阴道出血19天，属于妊娠期的阴道出血，且胎儿存活，故诊为胎漏。B超提示宫内活胎，宫腔两处积血。应遵治病与安胎并举的原则。分析证型，符合肾虚血热，气血不足之证，故治宜固肾安胎、清热凉血、养血止血。胡玉荃教授以安胎饮验方加减：方中含寿胎丸补肾固冲安胎；菟丝子、杜仲、续断、桑寄生，补肝肾安胎；黄芩、白术，为安胎圣药，炒炭则兼具止血作用，患者在出血期，故选黄芩炭清热凉血、止血安胎，白术炭健脾益气安胎；焦熟地、阿胶珠滋阴养血；焦生地、墨旱莲养阴清热；藕节炭、白芍炭收敛止血；砂仁，行气安胎又顾护胃气，防他药滋腻之弊；甘草调和诸药。诸药同用，共奏清热凉血、养血止血、固肾安胎之效。

二诊时，服药三剂血止，但仍有宫腔积血，同时，患者孕期胃肠道反应重，恶心、反胃，故酌加瓦楞子12g以制酸。三诊时宫腔两处积血已完全吸收。经21天治疗，孕妇已正常妊娠，故暂停用药，嘱定期孕检。

本案属于胎漏，胡教授对该病认识独到，所创经验方“安胎饮”契合此病病机，经加减可运用于临床的大部分胎漏，值得我们学习运用。经过胡教授的治疗，终使孕妇正常妊娠，收效满意。

**案2** 叶某，女，34岁。2017年7月18日初诊。

主诉：停经43天，发现宫腔积血3天。

现病史：末次月经2017年6月5日，5天前自测尿妊娠试验（+），3天前（2017年7月15日）B超检查提示：宫内早孕见胎心，孕囊周围见17mm×12mm不规则液性暗区。现下腹隐痛，间断阴道少量出血，暗褐色，有恶心、干呕等早孕反应，舌质红，苔薄黄，脉滑数。查血β-HCG 14010mIU/mL。

中医诊断：胎动不安（肾虚血热）。

西医诊断：先兆流产。

治法：清热止血，固肾安胎。

处方：

| | | | |
|---|---|---|---|
| 黄芩炭30g | 白术炭12g | 白芍炭12g | 焦生地20g |
| 焦熟地20g | 菟丝子30g | 藕节炭30g | 阿胶珠10g |
| 杜仲10g | 续断15g | 桑寄生10g | 砂仁6g |
| 墨旱莲30g | 甘草6g | | |

7剂，日1剂，水煎分早晚饭后温服。

二诊（2017年7月27日）：现停经52天，服药后阴道无出血，仍偶有恶心、呕吐等早孕反应，因擦地板感腹痛，余无其他不适。面色较前红润，舌质淡红，脉滑数，查孕酮32.22ng/mL，阴道B超提示：宫内早孕见胎心；宫腔积血（宫腔内可见35mm×29mm液性暗区、透声差）。治疗上考虑胚胎发育尚可，仍治以养血清热止血、固肾安胎，嘱注意休息，切忌多活动。

处方：原方14剂继服。

三诊（2017年8月10日）：现孕65天，恶心呕吐基本消失，无小腹隐痛，无阴道出血，舌质淡红，脉滑数。

处方：继服上方保胎治疗。

四诊（2017年8月17日）：现孕72天，无阴道出血、无特殊不适，舌质淡红，苔薄稍黄，脉滑数。阴道B超检查显示：子宫前位，子宫体积增大，宫腔内可见50mm×38mm孕囊回声，囊内可见胎心，双顶径16mm，头臀径40mm，见胎心，单侧子宫内膜厚10.3mm，孕囊下方可见24mm×15mm液性暗区，液性暗区较上次增多，追问病史，孕妇自述仍在正常工作中，不利于宫腔积血吸收，易造成宫腔积血增多，甚至发生难免流产，特嘱卧床休息。观察胎儿发育良好。

处方：守原方14剂继服。

五诊（2017年9月5日）：孕90天，查无阴道出血，无恶心呕吐，舌质淡红、苔薄黄，脉滑数，B超提示宫内可见活胎，胎心率158次/分，有胎动，脊柱四肢均可见，胎盘位于前位，0级，胎盘厚约13mm，羊水深度约37mm。临床孕周 $13^{+1}$ 周，超声孕周 $13^{+3}$ 周。综合以上检查分析，胎儿存活，宫内发育指标均正常，宫腔积血消失。

处方：继服原方巩固治疗后停药，并嘱定期孕检。

**按语：**胎漏、胎动不安属于妊娠病，都有阴道出血，胎动不安还有腰酸、腹痛、小腹下坠等表现。临床上，二者难以截然分开，且病因、治则、转归、预后基本相同，故通常一并论述。

其主要发病机理是冲任气血失调、胎元不固。胡玉荃教授认为肾虚胎元不固为本病病机核心。孕后阴血偏虚、内热偏盛，且随孕月增加，内热愈加偏盛。因肾载胎，血养胎，热动胎，胡玉荃教授认为在肾虚基础上，阴虚血热最常兼见。所以固肾安胎、清热养血是临床最常用治法。

本案患者于妊娠后见宫腔积血、腹痛、舌质红、苔黄等血热之象，治宜养血清热止血、固肾安胎，方选寿胎丸结合经验方，以白芍炭、焦生地、焦熟地、阿胶珠固肾止血，黄芩炭、藕节炭清热止血安胎，菟丝子、桑寄生、杜仲、川断、墨旱莲补肾填精、固冲安胎，白术炭健脾止血，少酌砂仁行气和胃安胎，甘草调和诸药。全方养血清热、补肾填精，使精血充，肾气足，胎元固，妊娠续。

值得一提的是，保胎治疗中调护及患者的配合亦非常重要。胡玉荃教授非常注意安抚患者的情绪，并告知其现有病情及可能预后，引导患者坚强积极地应对。患者充分了解病情可能发生的情况后，结合自身情况，选择保胎会更遵从医嘱，利于后续治疗。中医治疗妊娠早期出现的胎漏、胎动不安独具特色、疗效显著。中药不仅保胎效果好，且无不良反应，对后代的智力发育还有促进作用，亦可酌情选用艾灸及穴位贴敷等中医特色疗法以巩固疗效。

**案3** 尤某，女，41岁。2017年10月10日初诊。

主诉：停经34天，下腹胀痛1周，阴道出血半天。

现病史：末次月经2017年9月7日，1周前出现下腹胀痛，未予重视，今日上午出现阴道少量出血，色红，至郑州市中医院诊查：血β-HCG 141.7mIU/mL，诊为“1.先兆流产；2.宫外孕待排”，未治疗。13年前曾孕3月时因胎盘前置状态大出血，在外院止血治疗无效后经胡玉荃教授中药保胎治疗，止血效果良好，经保胎治疗到孕5个月，查胎儿发育正常，停止治疗返回加拿大，并于2004年5月17日生一子，体健。此次妊娠，恐回家途中发生流产，故前来复求吾师，要求保胎治疗。除有上症外，伴有轻微上呼吸道感染症状。12岁月经初潮，周期30天，经期5天。孕4产2胚胎停育清宫1。舌质红苔黄，脉滑数。2017年10月10日血β-HCG 983.0mIU/mL。

中医诊断：胎动不安（肾虚血热）。

西医诊断：先兆流产；异位妊娠待排。

治法：清热固肾，止血安胎。

处方：

| | | | |
|---|---|---|---|
| 黄芩炭30g | 白术炭12g | 白芍炭12g | 焦生地20g |
| 焦熟地30g | 菟丝子30g | 杜仲12g | 续断12g |
| 桑寄生12g | 藕节炭30g | 阿胶珠6g | 砂仁6g |
| 墨旱莲30g | 甘草6g | | |

7剂，每日1剂，水煎分早晚饭后温服。

二诊（2018年2月1日）：孕妇一诊后，稳居家中，按首方每日1剂，水煎服，未再见阴道出血。因有13年前诊治经验，故守方不变，服药到孕13周时做NT及唐筛检查，均未发现胎儿异常。现孕21周，胎儿发育正常，因睡眠差，偶有不规律宫缩，大便干燥。近日准备返回加拿大，恐有意外，故来征求胡教授意见，是否还要巩固治疗。察其舌质红，苔黄，脉滑数，此乃阴虚内热之象，故以首方加知母12g，柏子仁12g，继服21剂，以达滋阴养心、固肾养胎之目的。嘱咐若以后有不适，及时信息沟通。

**按语：** 妊娠期间出现腰酸、腹痛、小腹下坠，或伴有阴道少量流血者，称为“胎动不安”又称“胎气不安”。类似西医的先兆流产和妊娠中晚期的前置胎盘出血。本病发病机理为冲任气血失调，胎元不固。常见病因有肾虚、气血虚弱、血热、血瘀、湿热等。清代萧慎斋《女科经纶》云：“女子肾藏系于胎，是母之真气，子所赖也。”指出肾气亏损，不能载胎固胎，胎元失于固摄是本病的主要病机。胡教授总结多年临床经验，认为先兆流产虽有不同原因，但临床诸因往往兼见而并非独现，其中又以肾虚为病机的基础和核心，阴虚血热为动胎常因。因肾主生殖，为冲任之本，冲为血海，任主胞胎，《素问·奇病论》又云：“胞络者系于肾。”故肾气充盛则胞络能够提摄胎元，肾精充足则胎有所养而强壮。反之，肾气虚损则冲任不固，胎失所系；肾精匮乏则冲任血少，胎元失养而易堕。而孕后阴血聚于冲任以养胎，使机体处于阴血偏虚、阳气偏亢的生理状态。肝藏血，主疏泄，体阴而用阳，此类患者又往往精神紧张，过于忧虑使肝气易郁，气郁化火，加重内热。阴虚内热，伤于血络，胞络受损，扰动胎元而致胎漏、胎动不安。因此固肾是安胎之本，清热养血为安胎之要。自拟安胎饮，该方固肾养血、清热养阴、止血安胎，使肾强而胎元稳固，热清而冲任安定。不但能固摄胎元，更重要的是能养血益精，促进胚胎正常发育，利于优生。并结合西医诊疗办法，动态观察血 β-HCG、孕酮、B 超，排除宫外孕，关注病情变化。另外，嘱咐患者保胎需要注意卧床休息、心情放松，饮食忌辛热生冷、禁房事。

本案患者孕2次均有阴道出血，虽出血的孕周不同，但病机类似，均属热瘀胞脉、胞脉失养、胎元不固引起的胎动不安。故用胡玉荃教授保胎验方治疗，方中黄芩炭、白术炭养血健脾、清热燥湿，为安胎圣药，二药炒炭用又增加了止血的作用；菟丝子、杜仲、续断、桑寄生补肝肾安胎；焦熟地、阿胶珠、白芍炭可养血止血安胎；焦生地、藕节炭、墨旱莲均凉血止血安胎；砂仁既安胎，又顾护胃气，防他药滋腻之弊；甘草调和诸药。现孕21周，患者情况良好，疗效满意。

# 第四章 弟子心悟

# 第一节　胡玉荃教授“治未病”思想在妇科临床中的应用

“治未病”思想源自《黄帝内经》。《素问·四气调神大论》有“圣人不治已病治未病，不治已乱治未乱”之论。全国第四批名老中医胡玉荃教授一直非常重视妇科疾病的预防，其“治未病”思想几乎涉及和贯穿所有的妇科疾病诊疗过程。

## 一、复发性流产重在孕前调治

### （一）复发性流产的治疗应始于未孕之时，重在查因和调治

《景岳全书·妇人规》指出：“凡治堕胎者，必当察此养胎之源，而预培其损，保胎之法，无出于此。”胡玉荃教授依据“治未病”的理念，主张流产后应及时查因和调治，“预培其损”，以纠正失调状态，为下次妊娠打好基础。如等到受孕后出现胎漏、胎动不安征象时，再用药施治往往为时已晚，即所谓“防病于先”。流产发生后应及时查找病因，并针对病因辨证调治，建议至少三个月至半年后，再根据检查治疗情况合理安排下次妊娠事宜。调治之法，总以益肾健脾、舒肝养血、调补冲任为则，使肾气足，气血旺，冲任调而能摄精

成孕，并能养胎育胎系胎，使胎元安固。

### （二）再孕后尽早保胎治疗

在孕前调治的基础上，若再孕后应尽早予以保胎治疗，但在保胎之前，应该首先排除宫外孕，保胎治疗过程中也要注意动态观察胚胎情况，避免盲目保胎而造成不良后果。治疗期限至少要超过以往流产的月份，且无胎漏、胎动不安征象，检查胚胎发育正常时，方可停药观察。

“传承精华，守正创新”，我在临床中也非常重视围孕期的调理。对于正常备孕夫妇，建议提前 3~4 个月进行孕前准备，除了常规的孕前检查和生活、饮食、情绪、运动等的调养外，我认为偏颇体质的调理是孕前准备的重要内容之一。因为父母的体质尤其是母亲的体质是下一代体质的基础，关系到未来宝宝的一生健康。临床中通过对备孕女性进行体质辨识和证候辨证，进行针对性的调理，有利于纠正偏颇体质，为下一步打下良好基础，维护母儿健康。对于有反复流产史的患者，除了上述常规准备外，还应在再孕前有针对性地进行查因及辨证干预和调理，目的是预培其损，充养冲任，并指导患者有计划地安排下一次妊娠，一旦妊娠，应尽早积极安胎，并注意排除异位妊娠等异常情况，保胎措施持续到至少超过以往流产孕周，且注意孕期全程监护，预防再次流产，直至安全分娩。

## 二、盆腔炎性疾病要防治结合，务求彻底

盆腔炎性疾病的反复发作一直是临床医生颇为棘手的问题，胡玉荃教授特别强调防治结合，不但治已病，更要治未病；不但治未病，还要防复发。

### （一）重视药后医嘱和调护

盆腔炎性疾病常因起居不慎、饮食劳倦，或机体抵抗力降低而病情加重或反复发作，所以胡玉荃教授特别重视药后医嘱和调护，以防微杜渐。嘱咐患者注意经期、产后的卫生，避免劳累，注意保暖，以防邪气乘虚入侵；饮食忌辛燥、生冷、肥腻之品，以免助湿生热，牵动余邪而其病复作；注意调畅情志，以免气机郁结，血行不畅而加重瘀滞，使病情反复，迁延难愈。

### （二）针对病因，预防性治疗

盆腔炎性疾病常因急性期治疗不及时、不彻底迁延形成，而急性盆腔炎又常发生于经期，或分娩、流产、人工流产手术等宫腔操作，或下生殖道感染后，所以胡玉荃教授主张要规范、及时、彻底地治愈阴道炎、宫颈炎等下生殖道感染，于流产等宫腔手术操作后应常规进行预防性治疗，以预防盆腔炎性疾病的发生。“防病于未病之先”是每一位妇产科医生都应该追求的最高境界，正如清代程钟龄《医学心悟》所言：“见微知著，弥患于未萌，是为上工。”

### （三）治疗务求彻底

盆腔炎性疾病病程较长，治疗所需疗程也长，所以不能症状一消失就停止治疗，而应该至少再巩固治疗1~2个月，待盆腔积液、组织增生粘连、炎性包块等体征也明显改善或消失后才能考虑停药，这样可以最大限度地防止病情反复，有效地预防由盆腔炎症引起的一系列疾病，如宫外孕、输卵管炎症阻塞性不孕症、慢性盆腔疼痛等。

我在临床上对于盆腔炎性疾病常规采用胡玉荃教授的通胞系列合剂加减，分经期和平时，内服和中药保留灌肠相结合治疗，并强调患者自我调护对于疗效和预防复发的重要性，取得了很好的效果。此外，还进一步深入挖掘胡玉荃教授临证经验，申报了相应的技术专利和课题，努力传承其学术思想，更好地服务于广大患者。

## 三、宫外孕要重视及时开展后续治疗，预防再发

临床中常见到连续两次甚至三次宫外孕发生的情况，因而使不少有生育愿望的患者丧失自然受孕的机会。胡玉荃教授认为，治疗本病绝不能以手术切除病灶或保守治疗HCG降为正常作为治愈的标准，而应该注重治疗的人性化，以使患者最大限度地恢复和保留生育能力，避免再次宫外孕为目的。

### （一）慎于调护以预防

一方面要注意经期、产后、流产后、各种手术尤其是宫

腔和盆腹腔手术后的卫生和调护，包括起居、饮食、情绪、房事等方面，以防止病邪乘虚入侵，引起盆腔炎症，影响输卵管的通畅而引起输卵管妊娠。另一方面，对于原有慢性炎症，或体质较弱者，在产后、流产后、手术后这些特殊时期，常规进行预防性治疗，可以最大限度地减少和预防炎症的反复发作，降低再发宫外孕的概率。

### （二）注重及时开展后续治疗

宫外孕手术后，或药物保守治疗成功后，一定不能松懈，要抓住这一有利时机，及时进行后续巩固治疗，彻底治疗盆腹腔的炎症，促进输卵管功能恢复，以帮助患者实现正常生育愿望为目标。治疗常采用胡玉荃教授的经验方“通胞系列合剂”口服加保留灌肠，能有效地改善盆腔血液循环，松解粘连，软化增生，消散包块，治疗应持续至病灶完全消失，输卵管通液或造影提示输卵管通畅方可考虑停药。

### （三）再孕后严密监护

对于有生育愿望的患者，在积极的治疗和检查输卵管通畅的情况下，有计划地指导其妊娠。一旦再孕，要通过监测血 HCG 和 B 超尽早确定妊娠部位以便及时采取相应的治疗措施。若为宫内孕，应监护到孕 10 周后，尽最大努力使患者安全度过妊娠期，获得良好的妊娠结局。

胡教授指出，由于宫外孕常见原因是盆腹腔炎症，不管是手术治疗还是药物保守治疗，都只是解决了当下异常妊娠的问题。而作为医生，不能只针对“病”而忽视患病的“人”，所以，要从提高患者的生命质量出发，全方位关注和改善其健康状况。在第一阶段治疗结束后要及时开始后续巩固治疗，趁热打铁，治疗盆腹腔炎症和宫外孕遗留盆腔问题，以彻底消除病灶，尽力恢复输卵管的功能为目标，为有生育愿望的患者下一步妊娠提供科学指导和预防性治疗，甚至应该持续到妊娠直至获得良好妊娠结局。

## 四、子宫内膜异位症术后要及时跟进治疗，以防复发

子宫内膜异位症是妇科临床常见的疑难病，是一种具有恶性生长行为的良性疾病，常引起痛经、不孕症、慢性盆腔痛等。该病易复发，即使手术也不能彻底治愈，临证时经常见到卵巢子宫内膜异位囊肿（俗称巧克力囊肿）切除后数月再次复发或对侧卵巢新发巧克力囊肿，使治疗更为棘手。胡玉荃教授主张对于卵巢巧克力囊肿直径大于 5cm 者可先手术，但手术只是缩小病灶，重要的是在病灶缩小的基础上进行术后的跟进治疗，以防复发。建议出院后立即开始中药口服加保留灌肠治疗，连续治疗至少 2~3 个月，根据治疗情况适时助孕。切忌手术完不管不顾，等到病情复发往往就失去了最好的治疗机会。正如《内经》所谓："夫病已成而后药之，乱已成而后治之，譬犹渴而穿井，斗而铸锥，不亦晚乎？"

## 五、绝经后出血要注意排癌防癌

绝经后是生殖器肿瘤的高发年龄段，若此时期出现异常

的子宫出血，首先要排癌，排除生殖器肿瘤后更要注意防癌。胡玉荃教授常在辨证施治的基础上加入白花蛇舌草、半枝莲、败酱草、炒薏苡仁、墓头回、三棱、莪术、重楼等具有清热解毒、化瘀止血作用，药理研究证实有防癌抗癌功能的中药，治疗、预防同时进行，是其"治未病"思想的具体体现。另外，通过长期的临床观察，胡玉荃教授发现部分患者为防止自己过早衰老，想当然地过度摄入一些营养品，可能与恶性肿瘤的发生也有一定的关联。此外，即使暂时排除了恶性肿瘤，也不能掉以轻心，要注意动态观察，以期对潜在的疾患能早期发现、早期治疗。

可以说，在胡玉荃教授的日常诊疗中，时时处处都贯穿和渗透着"治未病"的理念，这是数十年临床经验和感悟的厚重积淀，对我们的临床实践有着重要的启示作用和指导意义。

（翟凤霞）

## 第二节　胡玉荃教授"中药调周法"在妇科临床中的应用

"中药调周法"是依据中医学理论月经周期中不同时期肾阴阳和气血的变化，结合西医学关于月经生理周期的理论，分不同阶段，给予周期性用药的方法。因中西结合，各取所长，便于掌握，疗效确凿，故自20世纪60年代一经提出，便为临床认可和重视，胡玉荃教授在数十年的临床实践中将这一方法不断深化、细化，广泛应用于多种妇科病的治疗中，既重视妇科疾病的普遍规律，又关注具体疾病和个体的特殊性，强调辨证论治的个体化治疗方案。我们依照胡玉荃教授用此法的经验开展临床诊治，屡得效验，试探其理法方药，阐述如下。

## 一、"中药调周法"治疗月经病

无论是月经的周期、经期、经色、经质、经量的异常，或以伴随月经周期出现的症状为特征的疾病，均可称为月经病。既可见于西医学的功能失调性疾病，如功能失调性子宫出血、多囊卵巢、卵巢功能低下等，亦可见于器质性疾病，如子宫肌瘤、子宫腺肌病、盆腔炎症等引起的月经异常。其治疗原则均可以"调经"两字概括，"中药调周法"是胡玉荃教授调经的重要法则。具体运用时，首要辨病辨证，在把握病因病机的基础上，立法处方。

### （一）月经期活血通经

此期为阳气至重，为重阳转阴阶段。若胞宫内旧血不去，则新血不生，应因势利导，促进经血排出，故此期是祛腐生新、调畅冲任的好时机，应以行气活血调经为则，使经血能顺利外排，同时切记勿过破散，防止大量出血而致血脱。

胡玉荃教授常于月经第1~3天给予口服自拟经验方通胞

调经合剂（主要组成：土鳖虫、桃仁、益母草、白花蛇舌草、丹皮、巴戟天、黄芪、乌药等，为院内制剂），全方共奏活血化瘀、理气清热、益气温肾、调经止痛之效，配伍有序，用药得当，寒热并用，祛邪兼顾扶正，临床效果满意。另予血府逐瘀胶囊或少腹逐瘀胶囊，以红糖水送服以缓急止痛；如合并痛经、经量少等，还可加适量黄酒同服，以增强活血止痛之力。

### （二）经后期补肾滋阴

此期（月经第5~11天）为阴血的恢复和滋长期，肾藏精，精生血，血化精，精血同源，是月经的物质基础；肾精所化之气名为肾气，主宰着天癸的至与竭。胞宫在肾气作用下，可以逐渐达到精血充盈，为经间期“的候”的孕育准备良好的物质条件。所以胡玉荃教授在此期治疗以补肾滋阴为主，常用生地黄、熟地黄、枸杞子、女贞子、黄精、首乌、山萸肉等药，促进卵泡发育，稍加仙茅、淫羊藿、巴戟天、菟丝子等补肾阳，取“阳中求阴，阴阳互化”之意，组方在滋补阴精的同时以“阳中求阴”之法加强药力，以顺应并促进月经后阴精气血的恢复和滋长。为下一步“重阴转阳”的阴阳转化做好准备，

### （三）经间期补肾活血

此期（月经第11~14天），肾之阴精进一步充实，并在肾阳作用下进行转化，即阴阳交替，重阴转阳的“的候”阶段，是调整周期的关键。常用补肾药如仙茅、淫羊藿、巴戟天等

补肾阳、强壮筋骨，以助阴盛向阳盛逐渐转化的趋势，加当归、赤芍、川芎、郁金、路路通、皂角刺等活血通络，以促进发育成熟的卵泡正常排卵。《妇科要旨·种子》曰："种子之法，即在于调经之中。""调经"是"种子"的重要手段，因而在补肾的基础上活血调经，达到促进患者卵泡发育，恢复正常排卵功能，纠正黄体功能不全，建立起正常月经周期的目的，为受孕创造条件。

#### （四）经前期温阳补肾

此期是黄体成熟和退化阶段，阴充阳长，肾阳之气渐旺。治宜补肾温阳、益气养血，以促进黄体成熟，为胎孕或下次经潮奠定良好的物质基础。常用仙茅、淫羊藿、巴戟天、菟丝子、覆盆子、肉苁蓉益肾精、补肾阳；稍佐生地黄、熟地黄、山萸肉、枸杞子等滋阴，取"阴中求阳，阴阳互化"之意；加党参、山药、当归、白芍等益气养血、充养冲任。

### 二、"中药调周法"治疗慢性盆腔炎

胡玉荃教授认为慢性盆腔炎病因病机为寒、湿、热错杂，瘀、虚并见，本虚标实。治疗法则为标本兼顾，经期、非经期分阶段施治，内服、外治相结合。以1个月经周期为1个疗程，连续治疗1~3个疗程。常以通胞系列合剂（在自拟验方基础上研制的我院院内制剂）作为基础方，辨证论治，随证加减，并根据所处月经周期中的不同阶段，分别于经期和

非经期应用。

### （一）经期宜因势利导

经期血室正开，抵抗力降低，邪气易乘虚而入。同时盆腔充血，血液循环加速，也是祛邪消瘕的良好时机。胡玉荃教授认为“经期宜逐、宜温、宜行”，此时用通胞调经合剂益气逐瘀、补肾温经、通络调经。通胞调经合剂是胡教授治疗各种感染引起的盆腔炎、子宫内膜炎的经验方，一般于经期应用。方中诸药配伍以散寒、利湿、清热，顺势导下，既能使胞宫胞脉积聚之邪有出路，又使气通血活，瘀去痛消而不伤正。在临床上，通胞调经合剂由于其“温、活、行、散”的良好作用，还广泛用于痛经、月经不调等的经期治疗，也正体现了中医的“辨证论治”“异病同治”特色。

### （二）非经期应求因治本

慢性盆腔炎病程长，免疫力低下时致病菌易重新活跃而使病情反复发作，特别是在经后血海空虚之时，不但易感新邪，且潜伏之余邪易复苏为患。故胡玉荃教授认为经行之后应及时“求因治本”，健脾补肾以扶助正气，消癥散结以祛除邪气，常用通胞消瘕合剂为主方治疗。通胞消瘕合剂为我院院内制剂，主要组成：党参、黄芪、金银花、连翘、败酱草、炒薏苡仁、白头翁、延胡索、鳖甲、杜仲、巴戟天，功效：健脾固肾，清热利湿，理气消癥，标本同治。此外，由于慢性盆腔炎常存在盆腔血液循环障碍，致病菌栖身于增生和粘连的结缔组织内，药物难以深入病灶而影响疗效的特点，故采取内外合治的方法，以通胞化瘀灌肠合剂保留灌肠，使药物通过局部组织渗透渐达病所。通胞灌肠合剂由蜀羊泉、山慈菇、昆布、海藻、黄连、槐米、肉桂组成，其功能为清热解毒利湿、消癥散结止痛。

通胞系列合剂主要治疗盆腔炎症性疾病及其相关疾病，特别对迁延性、慢性盆腔炎疗效独特。在我院应用近30年，效果显著。

### （三）“中药调周法”治疗不孕症

“种子先调经，经调孕自成”。《傅青主女科》有述“经水出诸肾”“精满则子宫易于摄精，血足则子宫易于容物，皆有子之道也”，由于月经不调是造成不孕的常见原因，故“调经”自然成为治疗不孕症的重要原则。所谓“调”者有二：一者调养腑脏，以肝、脾、肾为要，注重填补肾精，治疗以补肾药为基础，养肝调肝、健脾益气，使血气足，天癸充盛，冲任得滋；二者调周期，“中药调周法”以补肾法为基础，模仿月经周期的生理变化分阶段用药。通过调节“肾－冲任－天癸－胞宫”间的平衡来改善性腺功能，使经调而孕。具体方法如下所述。

月经期：“通胞调经合剂”（为我院院内制剂）合用血府逐瘀胶囊，益气逐瘀、消癥理气、止痛调经，以顺应阴血下注血海之势，使经行畅通，不留瘀滞。

月经后期（卵泡期）为阴血相对不足的阶段，治宜补肾填精、滋阴养血为主以促卵泡发育。基础方组成：菟丝子、桑椹子、山萸肉、巴戟天、当归、生地黄、熟地黄、山药等滋阴清热生津。腰膝冷痛等肾阳虚症状明显者，加鹿角霜、狗脊、补骨脂等。

月经间期（排卵期）以温阳化瘀为主，在滋阴养血的基础上，适当加入温阳通络活血之品以促排卵。采用基础方加桃仁、红花、凌霄花、路路通等。

月经前期（黄体期）以温补肾阳为主，酌加滋阴养血之品，方药多选用淫羊藿、川断、寄生、菟丝子、狗脊、巴戟天、女贞子、旱莲草、丹皮、香附等。月经将至之时还可选用牛膝等因势利导、引血下行，使月经如期且畅行不滞。

此外，常采用多途径用药，除口服中药外，胡玉荃教授常配合“通胞化瘀灌肠合剂”保留灌肠，内外合治，全身与局部治疗相结合，以提高疗效。

## 三、个人体会

本人在跟随胡玉荃教授学习的过程中，亲身观察和体会了“中药调周法”用于治疗月经不调、闭经、多囊卵巢综合征、不孕症等多种疾病的显著疗效，感受到“中药调周法”确有较高的临床运用价值，同时也深刻领悟到，取得良好疗效的关键在于临证时对病情的全面了解和对病因病机的正确把握，制定出针对不同患者的个体化方案，而不是照搬老师验方和常用药物搬。医学面对的不仅是病，更重要的是人，因此在掌握疾病普遍规律的前提下，细心关注患者的个体差异，辨证论治，既辨证又辨病，在“治病求本”的基础上，灵活运用“异病同治”“同病异治”，才能取得良好疗效。

在运用“中药调周法”时，可根据不同病、证的特点和患者的特殊情况采用灵活的个体化治疗，临床分期不必拘于4期，在月经稀发、闭经或完全失去节律的月经紊乱状态下，可参照内膜厚度的变化分阶段治疗，不拘于各期天数。

中医学强调“整体观”，维持人的正常生理节律与多种因素息息相关，因此治疗上采取合理用药方案的同时，指导患者采用正确的减肥方法、个体化的运动方案、合理的饮食结构等健康生活方式，往往能起到事半功倍的效果。比如许多肥胖的多囊卵巢综合征患者成功减肥并建立建康的生活方式后，月经节律也逐渐恢复正常；肝郁气滞证型的患者，往往精神压力较大，如果忽视了心理疏导，妇科病常常易反复难愈，使治疗非常困难。

胡玉荃教授将“中药调周法”广泛应用于月经不调、闭经、多囊卵巢综合征、慢性盆腔炎、不孕症等多种妇科疾病的治疗中，为这些疾病的治疗探索出了一系列有效的方法，临床验证有很高的可重复性，但想要见微知著、得心应手，则必经多年细心诊察，潜心钻研。

（刘蔚霞）

## 第三节　胡玉荃教授内外合治妇科癥瘕病体会

### 一、胡玉荃教授经验方

#### （一）经期口服药物

通胞调经合剂（胡玉荃教授经验方，院内制剂）

组成：桃仁、土鳖虫、益母草、丹皮、黄芪、白花蛇舌草、巴戟天、重楼、白蔹、乌药、甘草等。

用法：每次 50mL，一日 2 次，温服。

#### （二）非经期内外合治

##### 1. 内服通胞消瘕合剂

通胞消瘕合剂（胡玉荃教授经验方，院内制剂）

组成：党参、黄芪、杜仲、巴戟天、金银花、连翘、败酱草、炒薏苡仁、鳖甲、延胡索、甘草等。

用法：每次 50mL，一日 2 次，温服。

##### 2. 通胞化瘀灌肠合剂保留灌肠

通胞化瘀灌肠合剂（胡玉荃教授经验方，院内制剂）

组成：蜀羊泉、山慈菇、昆布、海藻、黄连、槐米、肉桂等。

用法：非经期应用，一般于经净第3天开始，连续15天。每晚睡前100mL，隔水加热后保留灌肠，连用10~15天。要求灌肠时取侧卧位，药液温度37~40℃，一次性灌肠管插入直肠的深度10~15cm，缓慢推注，保留至少2小时以上。

此经验治疗方案对盆腔炎性疾病后遗症期、带下病、痛经、不孕症、陈旧性宫外孕等妇科疾病有良好的疗效。

## 二、个人体会

### （一）月经周期疗法

女性所处不同的月经周期时，具有不同的生理病理特点，故可根据经期与非经期的不同，与肾的阴阳消长规律相结合，不同时期给予不同的用药及治疗方法。经期第1~5天口服通胞调经合剂，每次50mL，一日2次，温服，症状较重者，尤其是痛经者，可于月经来潮前5天开始口服至月经期第3~5天。经前血海充盈，适宜疏导，通则不痛。而经后期血海空虚，宜调补为主。故月经干净第3天开始内服通胞消瘕合剂，每次50mL，一日2次，温服；同时通胞化瘀灌肠合剂保留灌肠。此治疗方法简单易操作，临床疗效确切。但是不同患者应根据个体情况，减少或者加大用量。还可随证加减单味颗粒剂口服。例如，盆腔炎性疾病后遗症期患者伴月经量少或者不孕，经期口服通胞调经合剂，同时可加入活血之品血府逐瘀颗粒等理气活血，增强疏导之力。

## （二）多种治疗方法内外合治

清代医学家吴师机认为：“外治之理，即内治之理；外治之药，亦即内治之药，所异者法耳。”胡玉荃教授内外合治妇科癥瘕病临床疗效显著，其外治之法主要是中药保留灌肠法，内治之法为口服中药煎剂。

中药保留灌肠法，亦称“导法”，是将中药煎煮成药液通过肛门导入体内，经过结肠、直肠吸收，达到润肠通腑、清热解毒、凉血活血、消癥散结等目的的治疗方法。该法最早见于张仲景《伤寒论·辨阳明病脉证并治》“阳明病，自汗出，若发汗，小便自利者，此为津液内竭，虽硬不可攻下之，当须自欲大便……若土瓜根及大猪胆汁，皆可为导”，原文记录了“土瓜根”及“猪胆汁”保留灌肠以润肠导便。经过历代医家不断地实践和探索，中药保留灌肠法已经广泛应用于内、外、妇、儿科相关疾病的治疗，其具体灌肠操作方法是：用一次性灌肠袋或导尿管从肛门插入10~14cm，将已经加热至接近人体体温的药液100mL缓慢灌入，于睡前注入保留至次晨。给药前排空二便，月经期间不灌肠。灌肠药物为由胡玉荃教授带头研制的河南中医药大学第一附属医院院内制剂通胞化瘀灌肠合剂，其主要组成是蜀羊泉、山慈菇、昆布、海藻、黄连、槐米、肉桂，其功能为清热解毒利湿、消癥散结止痛。方中蜀羊泉、黄连清热解毒利湿；山慈菇、昆布、海藻软坚散结消肿；槐米性凉苦降，泄血分之热而使邪有出路；肉桂少许反佐，以防诸药过寒而致腹泻。

通胞化瘀灌肠合剂保留灌肠，配合内服药治疗，可大大提高疗效。中药灌肠注意以下事项：①部分患者保留灌肠后自觉下腹部胀痛，腹泻，或保留时间短者，可减少进食产气食物及禁食生冷辛辣刺激食物，灌肠前注意排空灌肠管中气体，注入药液后再插入肛门，并适当调整灌注药物的温度、控制灌注速度；②插入肛管时手法应轻柔，以免擦伤直肠黏膜，引起便血等不适；③患者如果患有严重痔疮或肠炎，保留灌肠应在医师指导下熟练应用后再自行操作，或者采用其他方法；④经期或者阴道出血期间停用。

本人临床应用时，还常结合中药腹部塌溻疗法。封包内置入大青盐、吴茱萸、鸡血藤等粉碎后的药物，微波炉加热或隔水蒸热后热敷下腹部 30 分钟左右，热敷过程中注意避免烫伤。该疗法是利用温热理疗效应使中药透皮吸收，渗透入盆腔腹膜，促进炎性产物吸收，加速炎性组织的清除，减轻或消散粘连，盆腔瘀血状况得到改善，通则不痛，以缓解疼痛，进一步提高药物的治疗效果。

对于输卵管妊娠采取保守治疗，人绒毛膜促性腺激素降至正常或＜100mIU/mL，但盆腔瘀血包块仍在，尤其是输卵管局部可有陈旧性妊娠组织及凝血块阻塞，造成输卵管不通，影响再次受孕者，可口服消癥杀胚中药汤剂，同时用通胞化瘀灌肠剂保留灌肠。内服方通常以三棱、莪术破血逐瘀，桃仁、当归、赤芍、丹参活血化瘀，夏枯草、天花粉杀胚软坚散结，皂角刺散结通络，桂枝温经通络，结合保留灌肠，共使瘀去结散、气血调畅，改善盆腔瘀滞状态，从而促进盆腔包块的消散与吸收，进而促进患侧输卵管功能的恢复。由于病程较长，反复出血，患者气血虚弱，口服药物中还可加入黄芪、茯苓健脾益气，首乌、阿胶滋阴养血，扶正以祛邪，为下次孕育做准备。

（郭淼）

# 参考文献

[1] 谢幸. 妇产科学 [M]. 北京：人民卫生出版社，2018.

[2] 姜薇. 排卵障碍性不孕的发病机制及治疗进展 [J]. 光明中医，2014，12：2686-2688.

[3] 宋翠淼，段彦苍，刘亚华，等. 孕激素受体调控排卵过程中卵泡破裂的机制 [J]. 生理科学进展，2018，2：115-119.

[4] 徐泽霞，李军. 浅谈中医人工周期疗法 [J]. 黑龙江中医药，2013，5：9-10.

[5] 杨桂云. 补肾活血汤治疗卵巢功能失调性不孕的临床观察 [J]. 中西医结合学报，2004，2：138-139.

[6] 茹秀丽，冯艳萍，孟亚丽，等. 中药人工周期联用枸橼酸氯米芬对32例多囊卵巢综合征的临床疗效分析 [J]. 时珍国医国药，2013，9：2182-2183.

[7] 李志英. "治未病"思想在妇科疾病防治中的应用研究[J]. 实用临床护理学电子杂志，2020，5（26）：109.

[8] 刘闻捷，李青芝，谢桂菊. 论中医调治妇科血证 [J]. 中国医药指南，2012，10（20）：587-588.

[9] 王淳，陈姣洁，宋莹莹. 中药灌肠法在妇科疾病中的应用 [J]. 中医外治杂志，2011，20（6）：57-58.

[10] 翟凤霞. 胡玉荃治疗慢性盆腔炎经验[J]. 中国中医基础医学杂志，2010，16（3）：237-238.
[11] 谈勇. 中医妇科学.[M]. 北京：中国中医药出版社，2016.
[12] 王玉东，陆琦. 输卵管妊娠诊治的中国专家共识[J]. 中国实用妇科与产科杂志，2019，35（7）：780-787.
[13] 张莹. 清热解毒活血化瘀法治疗陈旧性包块型异位妊娠37例[J]. 中医杂志，2006（8）：603-604.